Tamara Abaeva

Monografia do órgão hematopoiético central - a medula vermelha de um ser humano

Tamara Abaeva

Monografia do órgão hematopoiético central - a medula vermelha de um ser humano

Estado morfológico (o estado das populações celulares) da medula vermelha em idosos residentes no Quirguizistão

ScienciaScripts

Imprint
Any brand names and product names mentioned in this book are subject to trademark, brand or patent protection and are trademarks or registered trademarks of their respective holders. The use of brand names, product names, common names, trade names, product descriptions etc. even without a particular marking in this work is in no way to be construed to mean that such names may be regarded as unrestricted in respect of trademark and brand protection legislation and could thus be used by anyone.

Cover image: www.ingimage.com

This book is a translation from the original published under ISBN 978-620-2-02916-2.

Publisher:
Sciencia Scripts
is a trademark of
Dodo Books Indian Ocean Ltd. and OmniScriptum S.R.L publishing group

120 High Road, East Finchley, London, N2 9ED, United Kingdom
Str. Armeneasca 28/1, office 1, Chisinau MD-2012, Republic of Moldova, Europe
Printed at: see last page
ISBN: 978-620-8-18975-4

Conteúdo

Capítulo 1. Do autor

A atitude dos leitores perante a nova monografia científica é geralmente contraditória, uma vez que os critérios de pertinência dos problemas científicos nem sempre são claramente definidos.

Para alguns biólogos e médicos, a estrutura do sistema hematopoiético parece estar completamente estudada. Parece-lhes que tudo já foi descrito aqui e que nada esconde os segredos.

A medula óssea vermelha é o órgão hematopoiético central, e é universal, onde ocorrem os processos de mielopoiese, ou seja, a formação de eritrócitos, granulócitos (neutrófilos, eosinófilos, basófilos), monócitos, plaquetas sanguíneas (tecido mieloide) e precursores linfocitários, ou seja, . Os linfócitos não amadurecem até ao fim aqui. A diferenciação dependente de antigénio é obtida nos órgãos linfóides.

Num recém-nascido, a medula óssea vermelha ocupa a totalidade da medula óssea. As primeiras células adiposas aparecem 1-6 meses após o nascimento. Após 4-5 anos, a medula óssea vermelha na diáfise dos ossos tubulares começa a ser substituída por osso amarelo. Por volta dos 20-25 anos, todas as cavidades da medula óssea das diáfises dos ossos tubulares estão completamente preenchidas com a medula óssea amarela. Nos ossos chatos, ela representa 50% do volume da medula óssea. Na velhice, a medula óssea adquire uma consistência mucilaginosa e é chamada medula óssea gelatinosa.

Neste livro, oferecido à atenção de um vasto leque de cientistas na área da imunologia, angiologia e clínicos, é feita uma tentativa de sistematizar todo o conhecimento acumulado sobre as alterações relacionadas com a idade na medula óssea vermelha, nomeadamente, na velhice.

O autor exprime a sua profunda gratidão ao diretor do trabalho de dissertação, Doutor em Medicina, Professor Tukhvatshin Rustam Romanovich. Ao laboratório central de investigação científica da Academia Médica Estatal do Quirguizistão, laboratório sénior Kaverina Tatyana Alexandrovna . Apresentação profunda ao associado científico sénior I.A. Zopova do laboratório central de investigação científica da

Universidade Eslava do Quirguistão e do laboratório científico da Escola Superior Internacional de Medicina.

Resumo. Um dos principais valores do nosso corpo é a medula óssea. Esta fábrica de células sanguíneas vitais trabalha constantemente. Sendo o "terceiro cérebro" do corpo, é chamada a controlar e manter o funcionamento normal de uma pessoa. Qualquer violação do funcionamento deste organismo único conduz a doenças e complicações complexas. O seu principal componente são as valiosas células estaminais, capazes de desempenhar as funções de qualquer célula do corpo. O tecido mais importante do nosso organismo é o sangue. Ela é responsável pelo fornecimento de oxigénio, que é uma entrega de todas as células, órgãos e sistemas. Os órgãos hemopoiéticos humanos pertencem às principais estruturas de um organismo que desempenham a função de formação de novas células sanguíneas. Foi investigada a histologia da medula vermelha, retirada por método de biópsia por punção de 22 pessoas de idade avançada (cadáveres). Nos medicamentos foi feito o cálculo da quantidade de mielocariócitos, reticulócitos, e nos esfregaços - cálculo de um mielograma.

Como resultado da própria pesquisa de um mielograma, é estabelecido que, nos residentes de Bishkek, a conta real dos elementos celulares é feita em 500 células. O Sternalny punctate celular, todos os brotos de um hemopoiesis sao mantidos. Em granulotsitarny de altura de corpo um rejuvenascence insignificante torna-se perceptivel. Megokariocyta em bastante, a funcao e cheia. Como resultado de uma pesquisa em habitantes de Karabalta de cidade notou que o índice medular de neutrophils faz 0,4%, a relação de leykoeritroblasts - 2,9%. Os megacariócitos são suficientes, a função está ausente, os trombócitos maduros não são suficientes. Estudos sobre a medula óssea de material cadavérico. O alojamento em Karabalta, a barragem de rejeitos de urânio localizada nas proximidades, é seguido de perturbação da função hemopoiética da medula, uma estrutura de um tecido ósseo e uma condição de um estroma, uma relação entre o tecido hemopoiético e adiposo, e também a estrutura celular caracterizada por vários graus de processos patológicos que apontam indicadores de mielograma em de Karabalta em comparação com indicadores Bishkek
.

Estas mudanças estão ligadas à influência de factores exógenos, internos e demográficos.

Palavras chave. Medula óssea vermelha, mielograma, cadáveres.

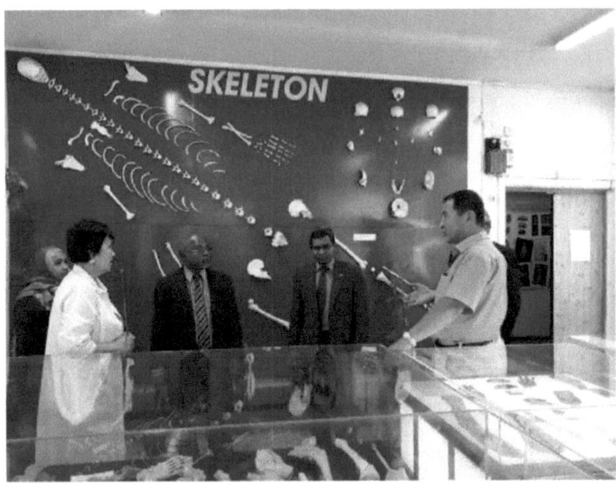

Fig.1. Discussão com convidados da Malásia no museu de plastinação da KGMA

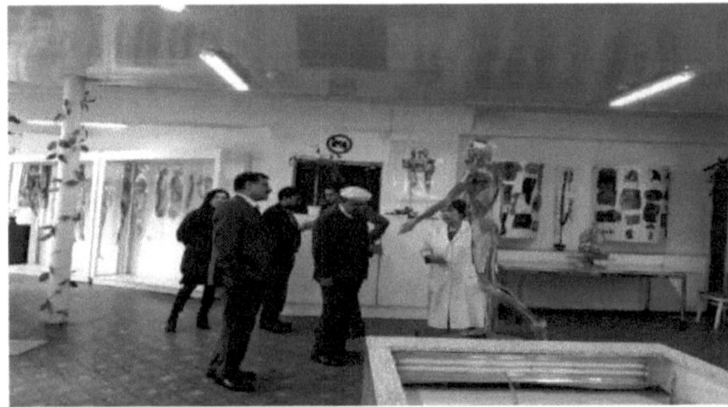

Fig.2. Discussão com convidados do Paquistão no museu de plastinação da KGMA.

Capítulo 2. Introdução

O Quirguizistão é uma das regiões ecologicamente perigosas do planeta: na sua área relativamente pequena de cerca de 199 mil km e com uma população de 5,12 milhões de pessoas há mais de 60 anos, existem 49 depósitos de rejeitos e 80 depósitos de rochas onde estão enterrados 70 milhões de metros de resíduos de urânio(1,7,12,15,16,21) . "Nos rejeitos industriais, para além do urânio, encontram-se, em concentrações elevadas, elementos radioactivos como o rádio - 226, o tório - 230, o rádon - 222, bem como elementos que foram utilizados como reagentes no processamento do minério: Ca, Si, Pb, Cr , Mn, V, Ni (Segurança ecológica do Quirguistão como fator de desenvolvimento sustentável do Estado, 2003). Todos eles, ao caírem na biosfera, têm um impacto negativo nos seus componentes individuais, incluindo plantas, animais e seres humanos" (por Yu. G. Bykovchenko et al., 2005).

Em situações de emergência, existe o perigo de transferir uma enorme quantidade de resíduos radioactivos para o território dos países vizinhos. A análise mostra que na zona de desastre ecológico há 26 mil pessoas - no Quirguistão, mais de 2 milhões de pessoas - no Uzbequistão, 900 mil pessoas - no Cazaquistão e 700 mil pessoas - no Tajiquistão.

Há muitos anos que os cientistas do Quirguizistão se dedicam ativamente aos problemas da radiobiologia, em particular ao estudo do efeito da radiação num organismo vivo num ambiente de elevada altitude (Daniyarov SB, 1974, 1995; Zakharov GA, Ilina LL, 1999; Abdyldaev A.A., 2002).

Capítulo 3. ÓRGÃOS DE PROTECÇÃO CORPORAL E IMUNOLÓGICA

Trata-se de um sistema de órgãos que proporciona a regeneração fisiológica e reparadora do sangue. Aqui são formados elementos e componentes do plasma, que entram no canal periférico [2,7,15,18,19].

É aceite a classificação em 2 grupos:

1 - ligação central: CMC, timo, saco de Fabricius nas aves (na secção cloacal do intestino); nos seres humanos, o análogo são as placas de Peyer e o apêndice

2 - ligação periférica: baço, gânglios linfáticos, gânglios linfáticos únicos - folículos solitários, amígdalas (no sistema alimentar).

Apesar da especificidade dos órgãos, todos os órgãos das hematopoias têm uma série de sinais comuns:

- Na base de todos os órgãos, exceto o timo, encontra-se o tecido reticular que forma o estroma dos órgãos e serve de microambiente para o desenvolvimento das células sanguíneas. No tecido epitelial do timo.

- A colocação dos órgãos de hematopoiese ocorre nas fases iniciais da embriogénese: timo - 4-5 semanas, baço - 5-6 semanas, osso vermelho poderia, gânglios linfáticos - 7-8 semanas, e função a partir do 2º mês. Amígdalas durante 14-32 semanas.

- no momento do nascimento atingem a maturidade morfofuncional

- sofrem uma involução precoce (desenvolvimento inverso) - as estruturas funcionais morrem, sendo substituídas por um tecido conjuntivo e adiposo.

Capítulo 4. MEDULA ÓSSEA VERMELHA

Este é o órgão hematopoiético central e universal, onde ocorrem os processos de mielopoiese, ou seja, a formação de eritrócitos, granulócitos (neutrófilos, eosinófilos, basófilos), monócitos, plaquetas sanguíneas (tecido mieloide) e precursores linfocitários, ou seja, os linfócitos não amadurecem até ao fim aqui. Nos órgãos linfóides obtém-se uma diferenciação dependente de antigénios.

A medula óssea vermelha aparece pela primeira vez no 2º mês de embriogénese na clavícula do embrião, depois nos ossos chatos (omoplatas, costelas, esterno), no 4º mês na diáfise dos ossos tubulares. No corpo adulto, preenche a substância esponjosa dos ossos chatos e as epífises dos ossos tubulares, localizadas entre as calhas ósseas. Representa cerca de 4-5% do peso corporal. A medula óssea vermelha não é um órgão formado anatomicamente, tem uma consistência semi-líquida, de cor vermelha escura [2,14,15,16,19,20].

O estroma ou a base da medula óssea vermelha é o tecido reticular, estreito, em forma de laço e largamente pendular.

O papel do tecido reticular:

O tecido reticular estreito serve como um microambiente para o desenvolvimento de células sanguíneas:

- induz a hematopoiese, desempenha uma função protetora, proporciona um efeito trófico
- função secretora - produzem interleucinas, que estimulam o desenvolvimento de leucócitos.

O tecido reticular de grande extensão forma uma parede de capilares sinusoidais, as células reticuloendoteliais são capazes de fagocitose, graças às quais é efectuada a função de barreira da medula óssea vermelha.

A medula óssea vermelha é uma substância semi-líquida de cor vermelha escura, que se encontra na parte porosa dos ossos do esqueleto. A maior parte está localizada nos ossos das costelas e da pélvis. Para além disso, encontra-se nas vértebras e nos ossos tubulares longos [15,16,21,22,23].

Existe uma medula óssea vermelha de tecido hematopoiético e estromal (tecido conjuntivo não formado). Ao mesmo tempo, é completamente penetrada por capilares nutritivos e sinusoidais, através dos quais as células jovens se formam no sangue. As fibras nervosas também penetram na medula óssea, o que assegura a sua ligação com o sistema nervoso central Na medula óssea vermelha existem três tipos principais de células que participam na formação do sangue. O primeiro grupo inclui as células estaminais que, no decurso da divisão, formam células a partir das quais se formam os eritrócitos, os leucócitos e as plaquetas [2,3,4,5,24,26,27].

O segundo tipo são as células multipotentes. No decurso da sua divisão, formam-se germes leucocitários e eritrocitários da hematopoiese, dos quais são libertados leucócitos e eritrócitos. Cada glóbulo branco é uma parte importante do sistema imunitário: protege contra agentes patogénicos que atacam do exterior e as suas funções incluem a destruição de células danificadas do corpo. Os eritrócitos têm a capacidade de saturar os tecidos com oxigénio, absorver e expelir dióxido de carbono. Entre as suas funções - participação em vários processos metabólicos, transporte para as células de certos nutrientes [3,4,7,10,24,28,29].

Além disso, os progenitores das plaquetas surgem a partir de células filhas de partículas multipotentes. São designados por megakarioblastos.

O terceiro tipo é designado por germes maduros do sistema hematopoiético. A partir da célula estaminal mieloide existem quatro rebentos:

- Megacariocítica - a partir dela desenvolvem-se as plaquetas. Este é o nome das células que fazem parte do sistema de coagulação e que são activadas imediatamente assim que os tecidos do corpo são danificados. Entre as suas funções encontra-se também a participação em algumas reacções imunitárias.

- Eritroide - aqui se formam os glóbulos vermelhos.

- Granulócitos - são os glóbulos brancos, que são compostos pelo núcleo (neutrófilos, eosinófilos, basófilos).

Monócito-macrófago - formam-se monócitos (leucócitos não nucleares). Também na medula óssea vermelha existe uma célula estaminal linfoide, que dá origem a um germe linfocítico. É responsável pelas fases iniciais da maturação dos linfócitos. Assim, chama-se outro tipo de leucócito, que não tem núcleo [2,3,4,13,16,24,30] .

Depois de terminado o processo de formação de eritrócitos, plaquetas e glóbulos brancos na medula óssea vermelha, estes entram na corrente sanguínea, conforme necessário, pelos capilares. Neste caso, os glóbulos brancos deixam os vasos sanguíneos após algum tempo e instalam-se à volta deles.

Alguns linfócitos B, após contacto com o antigénio (compostos proteicos que provocam a resposta imunitária do organismo), regressam ao cérebro vermelho. Posteriormente, são transformados em plasmócitos, que são responsáveis pela produção de anticorpos. No futuro, com o contacto repetido com os antigénios, a imunidade estará pronta para os combater [5,9,11,18].

Capítulo 5. Como se formam as células sanguíneas

A medula óssea vermelha é uma substância semi-líquida de cor vermelha escura, que se encontra na parte porosa dos ossos do esqueleto. A maior parte está localizada nos ossos das costelas e da pélvis. Além disso, encontra-se nas vértebras, nos ossos tubulares longos [4,13,15,21,31].

Existe uma medula óssea vermelha de tecido hematopoiético e estroma (tecido conjuntivo não formado). Ao mesmo tempo, é completamente penetrada por capilares nutritivos e sinusoidais, através dos quais as células jovens se formam no sangue. A medula óssea é também atravessada por fibras nervosas, que asseguram a sua ligação ao sistema nervoso central.

Na medula óssea vermelha existem três tipos principais de células que participam na hematopoiese. O primeiro inclui as células estaminais, que no decurso da divisão formam células, a partir das quais serão posteriormente formados eritrócitos, glóbulos brancos e plaquetas.

O segundo tipo são as células multipotentes. No decurso da sua divisão, formam-se germes leucocitários e eritrocitários da hematopoiese, dos quais são libertados leucócitos e eritrócitos. Cada glóbulo branco é uma parte importante do sistema imunitário: protege contra agentes patogénicos que atacam do exterior e as suas funções incluem a destruição de células danificadas do corpo. Os eritrócitos têm a capacidade de saturar os tecidos com oxigénio, absorver e expelir dióxido de carbono. Entre as suas funções - participação em vários processos metabólicos, transporte para as células de certos nutrientes [4,7,10,21,32,33].

Além disso, os progenitores das plaquetas surgem a partir de células filhas de partículas multipotentes. São designados por megakarioblastos.

O terceiro tipo é designado por germes maduros do sistema hematopoiético. A partir da célula estaminal mieloide existem quatro rebentos:

- Megacariocítica - a partir dela desenvolvem-se as plaquetas. Este é o nome das células que fazem parte do sistema de coagulação e que são activadas imediatamente assim que os tecidos do corpo são danificados. Entre as suas funções encontra-se também a participação em algumas reacções imunitárias.

- Eritroide - aqui se formam os glóbulos vermelhos.
- Granulócitos - são os glóbulos brancos, que são compostos pelo núcleo (neutrófilos, eosinófilos, basófilos).
- Monócito-macrófago - formação de monócitos (leucócitos não nucleares).

Também na medula óssea vermelha se encontra a célula estaminal linfoide, que dá origem ao germe linfocítico. É responsável pelas fases iniciais da maturação dos linfócitos. Assim é chamado outro tipo de leucócito, que não possui núcleo.

Depois de terminado o processo de formação de eritrócitos, plaquetas e glóbulos brancos na medula óssea vermelha, estes entram na corrente sanguínea, conforme necessário, pelos capilares. Neste caso, os glóbulos brancos deixam os vasos sanguíneos após algum tempo e instalam-se à volta deles.

Alguns linfócitos B, após contacto com o antigénio (compostos proteicos que provocam a resposta imunitária do organismo), regressam ao cérebro vermelho. Posteriormente, são transformados em plasmócitos, que são responsáveis pela produção de anticorpos. No futuro, com o contacto repetido com os antigénios, a imunidade estará pronta para os combater.

Capítulo 6. Caraterísticas anatómicas e fisiológicas das pessoas idosas e senis

Ser capaz de envelhecer é o auge da sabedoria e um dos aspectos mais difíceis da grande arte de viver.

Henri Frederic Amiel, escritor suíço do século XIX.

A atribuição de fronteiras etárias que determinam um determinado período da vida de uma pessoa, e mais ainda que separa a terceira idade do período de maturidade, é condicional, uma vez que os processos de envelhecimento ocorrem diariamente, no entanto, na idade de desenvolvimento, na terceira idade (60-74 anos), na idade senil (75- 89 anos) e na longevidade (90 anos ou mais).

O desenvolvimento da idade é agora visto como a interação de dois processos orientados de forma diferente: o processo destrutivo - envelhecimento e o processo que estabiliza a vitalidade e aumenta a esperança de vida - vitaukta (do latim vita - vida e auctum - aumentar).

É comum entender o envelhecimento como um processo biológico geral endógeno destrutivo, que aumenta com a idade, levando a uma redução da capacidade adaptativa do organismo e caracterizado pelo desenvolvimento de alterações na saúde relacionadas com a idade, bem como um aumento da probabilidade de morte [10, 11,18,19].

O envelhecimento deve ser distinguido da velhice - natural e inevitavelmente o período final do desenvolvimento da idade.

O estudo das leis do envelhecimento, dos seus aspectos biológicos, médicos, sociais e económicos, é o objeto da gerontologia (do grego geron - ancião, logos - ensino), mas estudando as questões da preservação da saúde dos idosos e dos velhos, as particularidades do curso das doenças comuns e das patologias caraterísticas deste período etário, os métodos do seu tratamento e prevenção, a organização da assistência médica e social - a geriatria (do grego geron - ancião, iatreia - tratamento).

Com o envelhecimento das células dos órgãos e tecidos, observam-se alterações morfológicas, para as quais são caraterísticas a heterocronia, a heterotopia, a heterocineticidade e a heterocatepticidade.

A heterocronia é a diferença no tempo de início das alterações morfológicas relacionadas com a idade em vários tecidos, órgãos e sistemas. Assim, o desenvolvimento inverso da glândula timo numa pessoa é observado no período da puberdade, as glândulas sexuais nas mulheres sofrem involução aos 50-53 anos de idade e algumas células da hipófise mantêm a sua atividade até uma idade muito avançada.

A heterotopnost caracteriza a gravidade desigual das alterações morfológicas que ocorrem com a idade, para diferentes órgãos e diferentes tecidos do mesmo órgão.

A heterocineticidade é o desenvolvimento de alterações morfológicas relacionadas com a idade que ocorrem em diferentes órgãos, a ritmos diferentes. Assim, as alterações no sistema ósseo ocorrem relativamente cedo, mas de forma lenta e gradual, e as alterações observadas nas células nervosas de certas partes do sistema nervoso central aparecem tardiamente, mas crescem muito rapidamente.

A heterocatepticidade manifesta-se numa direção diferente das alterações morfológicas relacionadas com a idade, causada pela supressão da atividade de algumas células e pela ativação de outros elementos estruturais.

Estes processos indicam que as alterações morfológicas e as alterações metabólicas, estruturais e funcionais associadas nos órgãos e sistemas durante o envelhecimento não são uma simples soma de reconstruções relacionadas com a idade, mas são processos complexos de adaptação e regulação que visam manter e preservar a atividade vital de todo o organismo a um novo nível qualitativo.

No processo de envelhecimento, há mudanças regulares de troca, estruturais e funcionais que afectam todos os órgãos e sistemas, a aparência, a mentalidade, a mudança de comportamento.

O envelhecimento, que tem padrões gerais, é, no entanto, caracterizado por diferenças individuais significativas. Neste contexto, distinguem-se várias síndromes de envelhecimento:

- hemodinâmica;
- Neurogénico;
- Endócrino;
- relativamente harmonioso, etc.

Cada uma destas síndromes é caracterizada pela predominância de processos de envelhecimento num determinado sistema.

As leis gerais incluem o envelhecimento das células, que acaba por conduzir à sua morte. Assim, num homem de 25 anos, a massa celular é de aproximadamente 47% do peso corporal total, e no homem de 70 anos é apenas cerca de 36%; A massa do cérebro na velhice diminui em 20-30%, o peso do pâncreas - em 50-60%. Os processos de perda de massa acompanhados de uma alteração do estado funcional também se observam noutros órgãos e sistemas.

As alterações observadas no sistema nervoso com o envelhecimento, determinam em grande parte as manifestações de alterações noutros órgãos e sistemas. Neste caso, as alterações caraterísticas do envelhecimento no sistema nervoso começam com as formações mais recentes, ou seja, do córtex cerebral, e vão-se sucedendo de forma consistente.

O envelhecimento é acompanhado por uma diminuição da massa do cérebro, do seu volume e das suas dimensões lineares. É caraterístico o aumento da atrofia das convoluções dos hemisférios cerebrais, que se tornam mais finas. Este processo ocorre em paralelo com a expansão dos sulcos, um aumento das cavidades dos ventrículos do cérebro. Há também uma morte de neurónios, que começa ativamente na idade de 50-60 anos, e em pessoas idosas atinge 50%, mas não há correspondência regular entre o número de neurónios mortos e a violação da atividade funcional, que está associada às elevadas capacidades adaptativas dos neurónios funcionais.

Os processos atróficos mais pronunciados nos neurónios afectam as áreas frontais e temporais inferiores do córtex cerebral. Neste caso, a estrutura geral do cérebro mantém-se, embora existam áreas com degeneração completa das células nervosas, que se enrugam, alteram a sua estrutura. No entanto, estas alterações nem sempre conduzem a mudanças pronunciadas no intelecto, que apresenta grandes flutuações individuais em indivíduos idosos e senis.

Com as alterações do sistema nervoso central relacionadas com a idade, estão largamente associadas manifestações tão importantes do envelhecimento humano como as alterações da psique, as reacções comportamentais e emocionais, a perturbação da memória, a redução do desempenho mental e físico, a atividade motora, a capacidade reprodutiva, etc. Apesar do facto de a dinâmica dos principais processos no sistema nervoso central se alterar, é frequente verificar-se um elevado nível de atividade intelectual, capacidade de comunicação, concentração da atenção. Isto é facilitado pela manutenção a longo prazo da atividade intelectual, que se baseia numa rica experiência de vida e lhe permite lidar com uma vasta gama de problemas que surgem nos idosos e senis.

Alterações da psique. Os sinais mais significativos causados pelo envelhecimento incluem uma diminuição da atividade mental, manifestada por um abrandamento do ritmo da atividade mental. Paralelamente, surgem dificuldades de perceção, estreitamento do seu volume, deterioração da concentração e da comutação, diminuição da criatividade e afastamento dos estímulos externos para as experiências e memórias interiores. A motivação diminui, as necessidades fisiológicas são frequentemente limitadas, em detrimento das experiências sociais, criativas e emocionais, e desenvolve-se o egocentrismo. A rigidez psíquica aumenta, manifestada pelo conservadorismo dos juízos e das acções, pela rejeição do novo, pelo apelo mais frequente ao passado, pela propensão para ensinar. Os traços de carácter que se manifestavam numa idade mais jovem tornam-se mais agudos, ao mesmo tempo que aparecem simultaneamente novos traços que não tinham sido detectados antes, como a mesquinhez, a desconfiança. A maioria das pessoas idosas tem uma perceção negativa do seu envelhecimento e o seu ambiente pode revelar uma perda de confiança.

No processo de envelhecimento, o sistema de analisadores está também sujeito a alterações tanto a nível periférico (órgãos sensoriais) e condutor, como a nível central (núcleo dos hemisférios cerebrais), o que leva ao seu funcionamento a um nível qualitativamente novo [10].

As alterações relacionadas com a idade no órgão da visão dizem respeito a todos os aparelhos do olho: recetor de luz, dióptrico, acomodativo, auxiliar. Existem alterações na retina devido ao desenvolvimento de patologias vasculares. Estas alterações manifestam-se pela degenerescência dos neurónios da retina, pelo aparecimento de quistos, pelo espessamento entre a coroide e o epitélio pigmentar da retina. A esclerose das conchas do nervo ótico está a aumentar. As alterações mais comuns do cristalino relacionadas com a idade são: cerca de 90% das pessoas com mais de 70 anos sofrem de cataratas, que se manifestam principalmente pela turvação das fibras periféricas do cristalino e, em seguida, do seu núcleo. A elasticidade do cristalino diminui.

A consequência destas alterações é a redução da acuidade visual, a progressão da força de acomodação do olho, a presbiopia (presbiopia), uma alteração da velocidade de adaptação ao escuro. Para além disso, verifica-se uma diminuição da visão periférica.

Com a idade, o aumento da pressão intraocular, o glaucoma desenvolve-se. O aumento da pressão intraocular pode levar à compressão dos vasos sanguíneos que alimentam a retina e causar cegueira.

As alterações relacionadas com a idade no órgão da audição tocam todas as partes deste analisador - departamentos nervosos periféricos (ouvido externo, médio, interno), intermédios e centrais nos hemisférios cerebrais do cérebro - e ocorrem numa perda auditiva gradual (presbiacusia, perda auditiva relacionada com a idade), especialmente na gama de altas frequências, que é importante para a perceção da fala.

Também se observam alterações antigas noutros órgãos e sistemas.

Assim, as alterações relacionadas com a idade no sistema cardiovascular, embora não sejam o mecanismo primário do envelhecimento, determinam em grande parte a intensidade do seu aparecimento e manifestações, uma vez que limitam significativamente as capacidades adaptativas do organismo, criam condições para o desenvolvimento de processos patológicos que mais frequentemente levam à morte humana (aterosclerose , Doença isquémica do coração e do cérebro, doença hipertensiva). Aos 60 anos de idade, há uma diminuição da massa do coração, expansão das suas cavidades, o que leva a um aumento do diâmetro dos orifícios do coração, o que provoca um aumento da força de contração atrial. Ao aumentar o número de músculo, colagénio, fibras elásticas, depósitos de cálcio, observa-se um espessamento do endocárdio, existem áreas de esclerose que podem espalhar-se para o aparelho valvular. A quantidade de tecido conjuntivo aumenta no miocárdio, uma parte das células musculares fica atrofiada, a respiração dos tecidos torna-se menos intensa, começa a prevalecer a decomposição anaeróbica do glicogénio, que pode fornecer reservas relativamente pequenas de substâncias energéticas correspondentes à atividade funcional insignificante do coração do idoso. Esta é uma das razões para o rápido desenvolvimento da insuficiência cardíaca na velhice durante o esforço físico.

Após 30 anos, nas paredes dos vasos ocorre uma proliferação de tecido conjuntivo, levando à sua densificação. Com a idade, estas alterações aumentam, na camada interna dos vasos sanguíneos depositam-se sais de cálcio. Isto leva a uma diminuição da elasticidade dos vasos, que reagem mais lentamente às mudanças nas condições de funcionamento. As alterações nos vasos das extremidades inferiores são geralmente mais pronunciadas do que as das extremidades superiores, o que se pode manifestar pelo arrepio dos pés, a perturbação do fornecimento de tecidos.

O pulso em repouso abranda um pouco, e quando o exercício aumenta mais lentamente, o que pode levar a tonturas ou causar desmaios, e são criadas condições para o desenvolvimento de violações do ritmo cardíaco. A pressão arterial com a idade aumenta normalmente, o que se aplica tanto à pressão sistólica como à diastólica.

As caraterísticas do funcionamento do sistema cardiovascular também podem incluir uma diminuição geral da quantidade de sangue circulante, uma diminuição da quantidade de sangue expelido do coração em 1 minuto, uma alteração na duração das fases do ciclo cardíaco,

Com o envelhecimento, observam-se alterações significativas no sistema respiratório. Os processos involutivos afectam todas as partes do sistema respiratório - o trato respiratório superior, a árvore traqueobrônquica, os pulmões, bem como os elementos ósseos e cartilaginosos do tórax, envolvidos no ato de respirar.

Desenvolvem-se processos de atrofia na membrana mucosa dos órgãos respiratórios, acompanhados por um aumento da viscosidade e secura da secreção glandular.

Devido à calcificação da cartilagem costal, uma diminuição da mobilidade da coluna vertebral diminui a mobilidade do tórax, este deforma-se, pelo que a laringe e a traqueia são deslocadas para baixo, enquanto a traqueia se expande devido a uma diminuição da elasticidade dos tecidos. As cordas vocais e os músculos da laringe sofrem alterações atróficas, pelo que o timbre da voz se altera nos idosos [5,7,24,26,32].

Nos brônquios, observam-se processos distróficos, deformações, alterações escleróticas.

Nos pulmões, a configuração dos alvéolos altera-se, a sua profundidade diminui, a estrutura das fibras elásticas é quebrada, o que leva ao aparecimento de enfisema atrófico senil. Os pulmões, no seu todo, diminuem de tamanho e tornam-se menos móveis. Como resultado destas alterações, a frequência dos movimentos respiratórios aumenta um pouco, ocorrem frequentemente arritmias respiratórias, o volume de reserva de inspiração e expiração diminui, a capacidade vital do pulmão diminui, o que leva a uma diminuição das capacidades adaptativas do sistema respiratório e a um aumento da probabilidade de desenvolvimento de hipoxia sob diferentes cargas.

As alterações no sistema digestivo com o envelhecimento caracterizam-se pelo crescimento de processos atróficos no epitélio das membranas mucosas de todos os órgãos digestivos.

Alterações significativas nos dentes: o número deles torna-se menor, são apagados, a sua cor muda, e a quantidade de substâncias orgânicas no esmalte dos dentes diminui, aparecem fissuras, devido à esclerose dos vasos, a nutrição dos tecidos dos dentes é interrompida. Tudo isto leva à fragilidade dos dentes, à perda da capacidade de mastigação, a uma pior mastigação dos alimentos e a problemas digestivos.

Com a idade, a língua torna-se plana, surgem sulcos e pregas, as papilas atrofiam e a superfície torna-se lisa.

Estas alterações conduzem a uma diminuição e distorção das sensações gustativas.

As glândulas salivares diminuem de tamanho, ocorre atrofia das células das divisões secretoras e dos ductos excretores da glândula, o que leva a uma diminuição da quantidade de saliva segregada, ao aparecimento e acumulação de secura da mucosa oral, o que, por sua vez, cria os pré-requisitos para o aparecimento e desenvolvimento de processos infecciosos.

O esófago alonga-se, a quantidade de secreções segregadas pelas células da sua mucosa diminui. O tónus da musculatura do esófago diminui, o que, juntamente com o adelgaçamento das suas paredes, favorece o aparecimento de disfagia * e a formação de hérnias.

O estômago diminui de tamanho, assume uma posição mais horizontal, ocorrem processos adaptativos, adaptando-se às mudanças nas condições alimentares. No processo de envelhecimento da mucosa do estômago, as alterações distróficas aumentam, o número de células que produzem o suco gástrico diminui, como resultado, a secreção gástrica diminui, a formação de ácido clorídrico abranda, a função motora gástrica enfraquece, desenvolvem-se estados hipocidas. Esta situação pode levar a um atraso na chegada dos alimentos ao estômago e a uma má digestão. No entanto, durante o envelhecimento, desenvolvem-se também reacções compensatórias sob a forma de um melhor funcionamento das restantes células da mucosa gástrica, o que permite ao organismo adaptar-se aos níveis alterados de metabolismo e nutrição.

As alterações afectam todas as estruturas do intestino, o que leva a violações das suas funções.

Com a idade, a mucosa torna-se atrofiada, o que provoca uma violação da absorção de nutrientes (ácidos gordos, aminoácidos, cálcio, fósforo, vitaminas, etc.), e a camada muscular do intestino também se atrofia, resultando em saliências e enfraquecimento do peristaltismo intestinal, que é frequentemente a causa da obstipação. As violações das funções secretoras e motoras do intestino contribuem para a reprodução no trato gastrointestinal de microflora, frequentemente patogénica.

No decurso do envelhecimento, como resultado de alterações que afectam inicialmente os vasos sanguíneos que alimentam o pâncreas e o subsequente desenvolvimento de processos distróficos nas células secretoras da glândula, a substituição do seu tecido conjuntivo, a redução do número de 3 células que produzem insulina, as suas funções secretoras externas e endócrinas são enfraquecidas. Leva a uma diminuição da quantidade de enzimas digestivas e de insulina segregada pelo pâncreas. Isto pode contribuir para uma pior digestão dos alimentos, bem como para o aumento dos níveis de glucose no sangue, embora o ajuste compensatório do aparelho insular proporcione frequentemente um nível normal de glucose [4,18,19,32,33].

As alterações pronunciadas do fígado, que se manifestam por uma diminuição do glicogénio nos hepatócitos e pela sua atrofia, observam-se sobretudo a partir dos 70 anos, mas o aumento compensatório do número de hepatócitos permite manter a função hepática a um nível suficiente, embora se verifique um certo enfraquecimento da função de desintoxicação. A evacuação e a função motora da vesícula biliar também enfraquecem, o que pode levar a uma pior divisão das gorduras, especialmente as de origem animal, à formação de cálculos nos canais biliares e na vesícula biliar e ao desenvolvimento de colelitíase.

O sistema de micção com a idade também sofre uma série de alterações. Por exemplo, o parênquima renal está a progredir com a idade, observa-se nefroesclerose nos rins, mas ao mesmo tempo desenvolve-se hipertrofia dos restantes néfrons, o que permite manter a função renal durante muito tempo. Com a idade, a intensidade do fluxo sanguíneo renal diminui, a taxa de filtração diminui, a função excretora dos rins diminui.

Com a idade, há um espessamento dos ureteres, estes perdem elasticidade e, na velhice profunda, expandem-se e alongam-se. A camada muscular fica mais fina, o que leva a um enfraquecimento das funções dos seus esfíncteres e, muitas vezes, a um lançamento de urina para fora da bexiga que ocorre na velhice.

A bexiga sofre poucas alterações, embora se verifique um ligeiro espessamento das suas paredes, uma diminuição da elasticidade e da capacidade, o que leva a um aumento da vontade de urinar. A camada muscular da bexiga sofre atrofia, a contratilidade dos esfíncteres internos e externos da bexiga diminui, o que provoca a incontinência que ocorre frequentemente na velhice. Outra caraterística anatómica que contribui para o aparecimento deste problema são as perturbações do aparelho ligamentar uretral, que alteram a relação entre a uretra e o fundo da bexiga. Como resultado, o canto vesicouretral torna-se menos agudo, o que facilita a libertação de urina da bexiga e pode causar incontinência. Muitas vezes, esta situação é exacerbada por uma diminuição das funções das partes superiores do sistema nervoso central que controlam o reflexo urinário.

O sistema endócrino nos idosos e nas pessoas idosas sofre uma reestruturação involuntária, acompanhada por uma ligeira diminuição do peso da glândula pituitária com mobilização simultânea de mecanismos reguladores de adaptação, o que permite manter a atividade neurosecretora do sistema hipotálamo-hipofisário a um nível adequado.

Na glândula tiroide, verifica-se uma diminuição do tamanho dos folículos, do número de células que são substituídas por colagénio e fibras elásticas. A absorção de iodo pela glândula tiroide diminui, o que, no entanto, não leva a uma diminuição significativa da função secretora, embora na velhice sejam frequentemente observados sintomas de hipotiroidismo, o que é considerado um fenómeno fisiológico, uma vez que a necessidade de hormonas da tiroide diminui com a idade.

Com a idade, a estrutura das glândulas supra-renais altera-se, a secreção de hormonas supra-renais diminui, a atividade hormonal do córtex suprarrenal diminui e, regra geral, não conduz à insuficiência suprarrenal.

Assim, podemos falar de uma certa diminuição da função secretora das glândulas endócrinas, mas esta diminuição não provoca perturbações pronunciadas na atividade do organismo, o que se explica em grande parte pelo desenvolvimento de mecanismos compensatórios-adaptativos, que se manifestam no aumento da sensibilidade de um certo número de glândulas endócrinas à ação das hormonas trópicas da hipófise, Alvos à ação das hormonas correspondentes.

As alterações da idade no sistema reprodutor masculino manifestam-se por uma diminuição dos testículos, uma diminuição do volume de ejaculação e uma atenuação gradual da espermatogénese. A ereção torna-se menos pronunciada, a necessidade de ejaculação é menos premente. O período refratário é prolongado, podendo atingir vários dias na idade de cerca de 70 anos. No entanto, estes processos têm flutuações individuais significativas. Assim, os homens que tiveram uma atividade sexual elevada em idade jovem, mantêm um nível de sexualidade mais elevado. A glândula prostática também está sujeita a alterações, cuja massa aumenta com o envelhecimento, em resultado da proliferação e consolidação do tecido conjuntivo com atrofia simultânea dos lóbulos glandulares. Estes processos estão associados a uma alteração do equilíbrio androgénio-estrogénio, ao estabelecimento de um estado hormonal especial, que adquire caraterísticas intersexuais.

O envelhecimento da esfera sexual feminina ocorre gradualmente, aumentando desde o início da menopausa até à menopausa, e afecta todos os órgãos reprodutores. Os mais vulneráveis são os ovários e o útero. Com o envelhecimento, os ovários diminuem de tamanho, os folículos atrofiam e a atividade hormonal diminui. No útero, ocorrem alterações estruturais que afectam todas as camadas. O endométrio é progressivamente esclerosado, a sua estrutura celular altera-se. A camada muscular atrofia-se, sendo substituída por tecido conjuntivo. O útero diminui de tamanho, torna-se denso, a sua cavidade estreita-se. Nas trompas de Falópio, também ocorrem processos atróficos, pelo que se tornam curtas, estreitas e finas. A membrana mucosa da vagina torna-se mais fina, a secreção de secreção diminui e a capacidade da vagina de se expandir com estimulação. Nas glândulas mamárias ocorrem processos hipotróficos, o tecido glandular é substituído por conectivo e adiposo, os mamilos achatam, a forma da glândula muda.

As reacções sexuais, tanto nos homens como nas mulheres, abrandam com a idade, mas muitos idosos continuam interessados na vida sexual e na atividade sexual.

As alterações da pele, dos seus anexos e do tecido subcutâneo devidas à idade, após os 40 anos, aumentam gradualmente e tornam-se pronunciadas aos 60-70 anos, aumentando aos 75-80 anos de idade. Nos períodos idoso e senil, verifica-se um abrandamento acentuado da divisão das células da pele, os processos metabólicos diminuem, a pele perde a sua capacidade de reter a humidade. Após os 60 anos, o número de glândulas sebáceas e sudoríparas não funcionais aumenta, as restantes diminuem de tamanho e a sua atividade diminui. Como resultado, a pele torna-se mais delicada, sensível, seca, formam-se rugas, pregas e sulcos. O adelgaçamento da pele leva ao facto de os vasos sanguíneos serem visíveis através dela ou sobressaírem acima da superfície. Para as alterações cutâneas relacionadas com a idade, a formação e expansão de regiões de pigmentação ou despigmentação é caraterística. Enfraquecem muitas das funções da pele, nomeadamente a termorregulação, que pode levar ao sobreaquecimento na estação quente e mesmo à morte por insolação, a pele torna-se mais vulnerável, é mais difícil curar abrasões, cortes.

Com a idade, há uma redistribuição dos depósitos de gordura, o seu número varia. No início desta idade, a camada de gordura subcutânea aumenta ligeiramente, especialmente no abdómen e na cintura, depois, no processo de envelhecimento, a camada de gordura subcutânea torna-se mais fina, o que afecta a termorregulação, aumentando o risco de sobrearrefecimento.

Os pêlos da cabeça e do corpo dos representantes de ambos os sexos estão a ficar mais finos, mais finos, até à calvície, ao mesmo tempo que se verifica um aumento do crescimento de pêlos nas sobrancelhas, no canal auditivo externo, e nas mulheres - e na região do lábio superior e do queixo. Devido a uma violação da síntese de pigmento nos folículos capilares, o cabelo fica cinzento.

As unhas dos dedos das mãos e dos pés adquirem uma tonalidade amarelada, são deformadas, devido à deposição de cálcio engrossam, aparecem tubérculos, devido à diminuição geral dos processos metabólicos, o crescimento das unhas abranda. Estes processos são especialmente pronunciados nos dedos dos pés.

O sistema músculo-esquelético sofre alterações destrutivas-distróficas com a idade, mas com ela desenvolvem-se reacções compensatórias-adaptativas que contribuem para a manutenção das funções dos órgãos de movimento.

A principal manifestação do envelhecimento nos ossos é a osteoporose, causada por uma deficiência de proteínas e uma violação do metabolismo mineral. Isto leva ao aumento da fragilidade dos ossos, ao abrandamento dos processos de regeneração óssea nas suas fracturas e à lenta formação de calo ósseo.

Alterações expressas, manifestadas por destruição e deformação, são notadas na coluna vertebral, o que leva à cifose da coluna torácica e lordose da coluna lombar e causa uma violação da postura, uma diminuição no crescimento. Com o envelhecimento, ocorre a deformação do tórax, as costas ficam curvadas. A diminuição do crescimento, a deslocação da postura cria a impressão de alongamento das mãos e dos pés.

Também se observam alterações significativas nas articulações, nas quais os processos degenerativos na cartilagem articular crescem lentamente, o que pode levar ao seu desaparecimento completo, desenvolve-se a artrose.

As manifestações compensatórias nas alterações senis nos ossos são expressas na formação de crescimentos ósseos, um aumento das epífises dos ossos e dos processos espinhosos dos corpos vertebrais, calcificação dos ligamentos longitudinais da coluna vertebral.

A violação da postura e leva a um enfraquecimento do tónus muscular, atrofia muscular. Com a idade, o volume das fibras musculares diminui, algumas das quais morrem, o conteúdo de tecido conjuntivo aumenta nos músculos esqueléticos, o que leva a uma diminuição da elasticidade e elasticidade dos músculos, uma diminuição da força dos músculos esqueléticos. Os movimentos perdem a suavidade, a marcha torna-se incerta, lenta. No entanto, o treino físico sistemático, mantendo a atividade física a um nível adequado, permite preservar a estrutura e as funções dos músculos esqueléticos a um nível relativamente normal até uma idade muito avançada.

O sistema de hematopoiese em pessoas de idade avançada e senil continua a funcionar a um nível que satisfaz as necessidades do organismo, mas a sua atividade é um pouco reduzida. A medula óssea vermelha é exposta à substituição de gordura, pelo que, nas vértebras de pessoas com cerca de 70 anos de idade, cerca de 30% da medula óssea é substituída por tecido adiposo. No entanto, este facto não provoca perturbações significativas na composição celular do sangue.

O número de eritrócitos nas pessoas idosas não difere do das pessoas de meia-idade, apenas nas pessoas mais velhas (mais de 90 anos) há uma ligeira diminuição do número de glóbulos vermelhos. O teor de hemoglobina nos idosos é um pouco mais baixo, e em maior grau nos homens do que nas mulheres.

Independentemente do sexo, há uma tendência para diminuir o número de leucócitos, mas a fórmula leucocitária não se altera significativamente.

Com a idade, especialmente após os 70 anos, o número de plaquetas diminui tanto nos homens como nas mulheres.

Assim, as alterações da idade são observadas em quase todos os órgãos e sistemas, mas não são de natureza patológica, mas sim adaptativas compensatórias, permitindo assegurar o funcionamento adequado do organismo. O pessoal médico comum deve estar consciente destas alterações e tê-las em conta no exercício das suas actividades profissionais. No entanto, não devemos esquecer que o risco de desenvolver várias doenças aumenta com a idade.

Fisiologia e anatomia da idade

Os órgãos centrais do sistema imunitário

Os órgãos centrais do sistema imunitário incluem a medula óssea vermelha e o timo.

Medula óssea.

A massa da medula óssea num adulto é de 2,5-3 kg (cerca de 4,5% do peso corporal). Cerca de metade da medula óssea é vermelha e o resto é amarelo. A medula óssea vermelha é constituída por células hematopoiéticas estaminais, que são os precursores de todas as células sanguíneas, e pelo tecido reticular que forma o esqueleto da medula óssea. Nas suas alças encontram-se células sanguíneas de sangue de diferentes maturidades, macrófagos e outras células. A medula óssea está localizada na forma de cordões em torno das arteríolas, que são separadas umas das outras por capilares sinusoidais. Nas paredes destes capilares, formam-se poros migratórios temporários, através dos quais passam as células maduras. As células imaturas só entram no sangue em caso de doenças do sangue ou do cérebro. Na medula óssea amarela, os elementos formadores de sangue estão ausentes, mas com uma grande perda de sangue no lugar da medula óssea vermelha amarela podem reaparecer. No recém-nascido, a medula óssea vermelha ocupa todas as densidades semelhantes à medula. As primeiras células adiposas aparecem 1-6 meses após o nascimento. Após 4-5 anos, a medula óssea vermelha na diáfise dos ossos tubulares começa a ser substituída por osso amarelo. Por volta dos 20-25 anos de idade, todas as cavidades da medula óssea das diáfises dos ossos tubulares estão completamente preenchidas com a medula óssea amarela. Nos ossos chatos, ela representa 50% do volume da medula óssea. Na velhice, a medula óssea adquire uma consistência mucilaginosa e é chamada de medula óssea gelatinosa [5,6,18,19,25,32].

O timo é o segundo órgão central do sistema imunitário. Nele, a partir das células estaminais, os linfócitos T amadurecem e diferenciam-se. As células estaminais com fluxo sanguíneo do cérebro entram no timo, passam por uma série de fases intermédias e transformam-se em linfócitos T. Estes últimos entram no sangue e na linfa e colonizam os órgãos periféricos do sistema imunitário. Estes últimos entram no sangue e na linfa e colonizam os órgãos periféricos do sistema imunitário (baço, gânglios linfáticos). O timo atinge o tamanho máximo durante a puberdade (nesta altura, a sua massa é de 37 g). Depois dos 16 anos, o peso do timo diminui gradualmente: aos 20 anos - 25 g, aos 35 anos - 22 g. O tecido completamente linfoide do timo não desaparece mesmo na idade senil (depois dos 50 anos é de 13 g). No timo, o tecido adiposo aparece cedo. Se o tecido conjuntivo do timo no recém-nascido é de apenas 7%, então em 20 anos - 40%, após 50 anos - até 90%.

Importância da medula óssea

A principal tarefa da medula óssea vermelha é a hematopoiese. Juntamente com outros órgãos do sistema hematopoiético, participa na manutenção de um número estável de células sanguíneas (leucócitos, plaquetas, eritrócitos). Com esta função, a medula óssea lida com o facto de que, para substituir as células mortas ou mortas, produz células novas, jovens e saudáveis [2,3,9,13,32].

A medula óssea começa a formar-se na clavícula do bebé dois meses após a fertilização. Um mês depois, já existe em todos os ossos chatos e começa a influenciar ativamente a formação do tecido ósseo. No início da décima primeira semana, as células estaminais começam a acumular-se nela. Entre as 20-28 semanas, o bebé tem um canal de medula óssea, que durante este tempo se transforma num órgão hemopoiético [8,24,25,26].

A medula óssea é vermelha e amarela. A medula vermelha participa na formação do sangue. Quanto à amarela, é constituída principalmente por tecido adiposo e não participa na formação de células sanguíneas. No entanto, em situações extremas, pode assumir essa função.

Não existe uma separação clara entre o cérebro vermelho e o amarelo. Isto explica-se pelo facto de, logo após o nascimento, o cérebro amarelo começar lentamente a desalojar o vermelho dos ossos. Como resultado, por volta dos quatro ou cinco anos de idade, todas as grandes cavidades dos ossos tubulares estão preenchidas com o cérebro amarelo. Por isso, com a idade, a função da hematopoiese diminui nos seres humanos, pelo que as células sanguíneas não se renovam tão rapidamente como na infância

Medula amarela

Após 4-5 anos, a medula óssea vermelha na diáfise dos ossos tubulares começa gradualmente a ser substituída pela medula óssea amarela. Por volta dos 20-25 anos de idade, a medula óssea amarela preenche completamente as cavidades da medula óssea das diáfises dos ossos tubulares [9,10,13]. A medula óssea amarela é representada principalmente pelo tecido adiposo que substituiu o reticular. Quanto às cavidades da medula óssea dos ossos chatos, nelas as células adiposas constituem até 50% do volume da medula óssea. Na velhice, a medula óssea adquire uma consistência semelhante a muco (medula óssea gelatinosa).

Departamento de Fisiopatologia da Academia Médica Estatal do Quirguizistão. IK Akhunbaeva tem uma longa tradição e uma direção caraterística do trabalho científico, que reflecte as necessidades da região.

Em particular, o professor P.A. Mytnik estudou os problemas da ecologia urbana, o professor G.L. Frenkel - questões de choque, o professor A.Ya. Tylisome - os processos de sobreaquecimento térmico solar, Professor AK. Kadyraliev - hemodinâmica dos defeitos cardíacos em alta montanha, Professor E.M. Ismailov - etiopatogénese do edema pulmonar de alta montanha. Atualmente, esta direção é continuada por funcionários sob a supervisão do chefe do departamento, Professor RR Tukhvatshin [1,7,12,15,16,17,21,31].

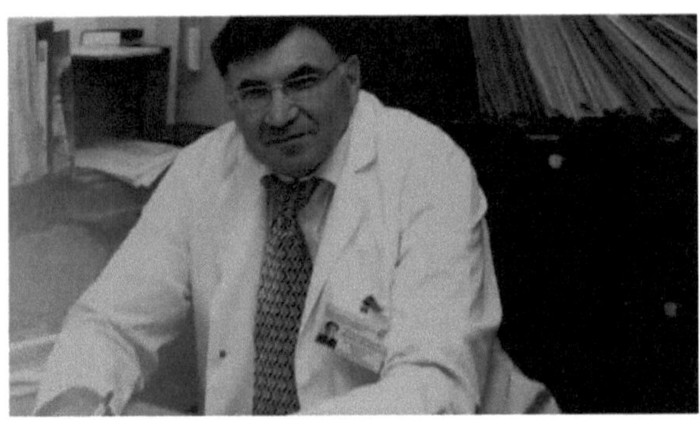

Fig.3. Chefe do Departamento de Fisiologia Patológica do KMA com o nome de IK Akhunbaev, MD, Professor Rustam Romanovich Tukhvatshin,

Assim, estudos experimentais demonstraram que, em condições de baixa montanha, o processo de ferida se manifesta por reacções inflamatórias gerais locais típicas. Nas terras altas, o desenvolvimento de uma resposta sistémica ao processo de ferida e a resposta de múltiplos órgãos do fígado, rins das glândulas supra-renais, pulmões e coração são retardados. A ativação insuficiente das reacções dos leucócitos e dos macrófagos à ferida, associada à hipoergose hipóxica, inibe o desenvolvimento do processo anabólico e prolonga o tempo de cicatrização. No desenvolvimento da fase de altitude da síndrome de ICE, a fase de hiperoxiculação leva a um agravamento da hipoxia dos tecidos danificados, estimulando os processos de reperfusão e reduzindo o risco de hemorragia; Na fase de hipocoagulação, a possibilidade de hemorragia da ferida aumenta, em condições de altitude elevada, a redução da estimulação bacteriana da ferida reduz a hiperactivação dos macrófagos, neutrófilos, abrandando a integração dos sistemas de defesa do corpo integradores e reguladores [1,12,15,16.21,28,29] (Zholdubaeva MY 2000).

Os factores extremos de alta montanha, que afectam os mecanismos centrais do sistema neuro-humoral, os órgãos e sistemas individuais, e também diretamente os receptores gustativos periféricos da língua, conduzirão a um nível íntimo do funcionamento do sistema gustativo, que por sua vez determina em certa medida a quantidade e a qualidade dos alimentos consumidos, e no final, e o corpo mantém os mecanismos estacionários que permitem ao corpo humano e aos animais durante muito tempo estar em condições extremas, ou seja, adaptar-se a elas.

Nos últimos anos, o mundo, incluindo o Quirguizistão, tem vindo a registar uma deterioração da situação ambiental causada pela influência antropogénica do homem na natureza. O ecossistema da República, devido à paisagem montanhosa, caracteriza-se por uma grande vulnerabilidade e fragilidade do equilíbrio ecológico.

Nos casos de catástrofes ambientais, "comprimidas" no tempo, como o acidente na central nuclear de Chernobyl, em with. Barscon ou em Fukushima, o complexo de factores patogénicos (irradiação, cianetos, cloro, iodo radioativo, etc.) vem ao de cima, reforçado por momentos sociais e psíquicos.

Em particular, uma perturbação inesperada do ritmo de vida habitual, da alimentação, da evacuação, do medo, etc., conduzirá à síndrome de inadaptação ecológica.

O estudo do efeito das radiações nos organismos vivos tem sido efectuado no Quirguizistão há muitos anos, durante os quais se registaram progressos significativos.

O interesse crescente por este problema surgiu após o acidente da central nuclear de Chernobyl em 1986, que afectou não só a Ucrânia, mas também dezenas de países onde viviam centenas de milhares de habitantes, devido a um aumento da radiação de fundo. A situação radioecológica no Quirguizistão deteriorou-se significativamente de 1974 a 1994. Em consequência das explosões nucleares terrestres efectuadas nas décadas de 1960-1980 e no campo de Lob-Nar.

Considerando as tendências mundiais do aumento geral da temperatura média da Terra, que já começaram a exercer a sua influência na natureza, partimos do princípio de que o efeito combinado da radiação e da temperatura elevada que provoca o sobreaquecimento do organismo terá as suas caraterísticas patogénicas em termos de reorganizações estruturais funcionais no corpo, o que significa, e no desenvolvimento de métodos para a sua prevenção e tratamento.

Existe uma relação direta entre a incidência e as caraterísticas climático-geográficas e ecológicas do local, em particular, das províncias de urânio. Uma análise da história da doença e dos resultados da investigação clínica laboratorial revelou que os mais comuns entre a população adulta eram os doentes com doenças do sangue e dos órgãos hematopoiéticos (povoação de tipo urbano de Cagisai), do sistema circulatório e respiratório (povoação de tipo urbano de Minkush), do sistema músculo-esquelético (cidade de Mailuu-Suu, aldeia de Minkush) [11,12,15].

Foi estabelecida uma correlação entre as doenças malignas e as anomalias congénitas e o local de residência em regiões com um teor elevado de radionuclídeos na água e nos produtos alimentares (Mailuu-Suu, Minkush).

Os indivíduos que vivem no território das províncias hemoquímicas de urânio, e especialmente os mineiros que trabalharam anteriormente em empresas de urânio, são notados por doenças com uma variedade de síndromes clínicas, causadas por uma diminuição da reatividade do seu corpo (Abdyldaev AA, 2009).

O tecido reticular forma o estroma da medula óssea, em cujas alças estão localizados os elementos hematopoiéticos. É representado por uma substância intercelular com fibras e células reticulares caraterísticas, entre as quais se encontram células diferenciadas e diferenciadas - do tipo fibroblastos e macrófagos [4,5,9,10,16]. Foi estabelecido que a maioria das células estaminais hematopoiéticas está contida na medula óssea e é de cerca de 50 por 105 células da medula óssea. A presença de células estaminais na medula óssea para o tecido conjuntivo da célula foi revelada [5,9,10,15].

As células sanguíneas em formação na medula óssea vermelha estão dispostas sob a forma de ilhotas. Neste caso, os eritroblastos rodeiam o macrófago que contém ferro, o qual é necessário para a construção da parte hemina da hemoglobina. Durante a maturação, os leucócitos granulares (granulócitos) são depositados na medula óssea vermelha, pelo que o seu conteúdo é 3 vezes superior ao dos eritrocariócitos. Os megacariócitos estão intimamente relacionados com os capilares sinusoidais;

frequentemente, o seu citoplasma penetra no lúmen do vaso sanguíneo. Os precursores dos linfócitos e dos linfócitos B desenvolvem-se na medula óssea vermelha. Normalmente, através da parede dos vasos sanguíneos da medula óssea vermelha penetram apenas os elementos maduros do sangue, pelo que o aparecimento na corrente sanguínea de formas imaturas indica uma alteração da função ou danos na barreira da medula óssea [3,9,12,16,17].

O objetivo deste estudo é estudar a estrutura (o estado das populações celulares) da medula óssea vermelha em pessoas idosas de Bishkek e Karabalta e, simultaneamente, identificar alterações morfológicas no sangue.

Materiais e métodos de investigação.

Mielograma - a percentagem de elementos celulares em esfregaços, preparados a partir dos pontos da medula óssea vermelha. A medula óssea contém dois grupos de células: células do estroma reticular (fibroblastos, osteoblastos, células adiposas e endoteliais), que constituem uma minoria absoluta em número, e células do tecido hematopoiético (parênquima). Os parâmetros de referência do mielograma são apresentados no quadro. 1.

Atualmente, a biopsia da medula óssea vermelha é um método de diagnóstico obrigatório em hematologia, uma vez que permite avaliar as relações entre os tecidos da medula óssea.

O exame da medula óssea vermelha é efectuado para confirmar ou estabelecer o diagnóstico de várias formas de hemoblastose e anemia. O mielograma precisa de ser avaliado comparando-o com a imagem do sangue periférico. O valor diagnóstico é o estudo da medula óssea na derrota de sua linfogranulomatose, tuberculose, doença de Gaucher, Niemann-Pick, metástases tumorais, leishmaniose visceral. Este estudo é amplamente utilizado em dinâmica para avaliar a eficácia da terapia.

Tabela 1.

Elementos da medula óssea vermelha Quantidade, %

Elementos da medula óssea vermelha	Montante %
Explosões	0,1-1,1
Mieloblastos	0,2-1,7
Neutrófilos	
Promielócitos	1-4,1
Mielócitos	7-12,2
Metamielócitos	8-15
As facadas	12,8-23,7
Fusão segmentada	13,1-24,1
Todos os elementos neutrofílicos	52,7-68,9
O índice de maturação dos neutrófilos é	0,5-0,9
Eosinófilos (todas as gerações)	0,5-5,8
Basófilo	0,-05
Linfócito	4,3-13,7
Monócitos	0,7-3,1
Células plasmáticas	0,1-1,8
Eritroblastos	0,2-1,1
Pronormócitos	0,1-1,2
Normócitos	
Basófilo	1,4-4,6
Policromatófilo	8,9-16,9
Oxifílico	0,8-5,6
Todos os elementos eritróides	14,5-26,5
Células reticulares	0,1-1,6
O índice de maturação dos eritrocariócitos é	0,7-0,9
O rácio leycoerythroblastic é	2,1-4,5
O número de mielocariócitos	41,6-195,0x10^9 /l

O número de megacariócitos	0,05-0,15x10^9 l ou 0,2-0,4%

Para estudar a medula óssea vermelha, puncionar o esterno ou o osso ilíaco, a partir do punctado preparar esfregaços para análise citológica. Aquando da aspiração da medula óssea, há sempre uma gota de sangue, tanto mais quanto mais o aspirado é recebido. O punctado é normalmente diluído em sangue periférico não mais do que 2,5 vezes. Os sintomas de um maior grau de dilatação da medula óssea pelo sangue periférico são os seguintes

Pobreza de punctata por elementos celulares.

- Falta de megacariócitos.
- Um aumento acentuado do rácio leucócito/eritroblástico (a partir de um rácio de 20: 1, não se efectuam testes de punção).
- Diminuição do índice de maturação dos neutrófilos para 0,4-0,2.
- Aproximação do teor relativo de neutrófilos e/ou linfócitos segmentados ao do sangue periférico.
- No estudo da medula óssea vermelha, conta-se a percentagem de elementos da medula óssea e determina-se o conteúdo absoluto de mielocariócitos e megacariócitos.
- Mielocariócitos. Observa-se uma diminuição do conteúdo de mielocariócitos em processos hipoplásicos de várias etiologias, efeitos no corpo humano de radiação ionizante, certos produtos químicos e medicamentos, etc. O número de elementos nucleares diminui de forma particularmente acentuada nos processos aplásticos. Com o desenvolvimento de mielofibrose, mielosclerose, a medula óssea é escassa e o número de elementos nucleares nela também é reduzido. Se houver uma ligação sincicial entre os elementos da medula óssea (em particular, na doença do mieloma), o punctado medular é difícil de obter, pelo que o conteúdo de elementos nucleares num punctado pode não corresponder ao verdadeiro número de mielocariócitos na medula óssea. Observa-se um elevado teor de mielocariócitos na leucemia, na anemia por deficiência de vitamina B12, na anemia hemolítica e na anemia pós-hemorrágica, ou seja, em doenças acompanhadas de hiperplasia da medula óssea.

- Os megacariócitos e os megacarioblastos são detectados em pequenas quantidades, estão localizados na periferia do fármaco, a determinação da sua percentagem no mielograma não reflecte a verdadeira posição, pelo que não são contados. Normalmente, é realizada apenas uma avaliação aproximada e subjectiva da mudança relativa na direção das formas mais jovens ou maduras. Um aumento do número de megacariócitos e megacarioblastos pode causar processos mieloproliferativos e metástases de tumores malignos na medula óssea (especialmente no cancro do estômago). O conteúdo de megacariócitos também aumenta com a trombocitopenia autoimune idiopática, doença da radiação durante o período de recuperação, leucemia mieloide crónica. Uma diminuição do número de megacariócitos e megacarioblastos (trombocitopenia) pode causar processos hipoplásicos e aplásicos, em particular, na doença da radiação, processos imunitários e auto-imunes, metástases de tumores malignos (raramente). O teor de megacariócitos também diminui com leucemia aguda, anemia por deficiência de vitamina B12, mieloma.

- Blastos: um aumento do seu número com o aparecimento de formas feias polimorfas no contexto de medula óssea vermelha celular ou hipercelular é caraterístico da leucemia aguda e crónica.

- Megaloblastos e megalócitos de diferentes gerações, grandes mielócitos neutrofílicos, metamielócitos, neutrófilos hipersegmentados são caraterísticos da deficiência de vitamina B12 e da anemia por deficiência fólica.

- Elementos mielóides: um aumento do número das suas formas maduras e imaturas (medula óssea reactiva) provoca intoxicação, inflamação aguda, infecções purulentas, choque, perda aguda de sangue, tuberculose, neoplasias malignas. A medula promielocítica-mielocitária com uma diminuição do número de granulócitos maduros no contexto de uma reação celular ou hipercelular pode causar processos mielotóxicos e imunitários. Uma diminuição acentuada do conteúdo de granulócitos no contexto de uma diminuição dos mielocariócitos é caraterística da agranulocitose.

- A eosinofilia da medula óssea é possível com alergias, invasões helmínticas, neoplasias malignas, leucemia mieloide aguda e crónica e doenças infecciosas.

■ Células monocitóides: um aumento do seu número é detectado em leucemias monocíticas agudas e crónicas, mononucleose infecciosa, infecções crónicas, neoplasias malignas.

■ Células mononucleares atípicas: um aumento do seu número no contexto de uma diminuição dos mielocariócitos maduros pode causar infecções virais (mononucleose infecciosa, adenovírus, gripe, hepatite viral, rubéola, sarampo, etc.).

■ Elementos linfóides: um aumento do seu número, o aparecimento de formas holonucleares (a sombra de Humprecht) com um aumento da celularidade da medula óssea vermelha pode provocar doenças linfoproliferativas (leucemia linfocítica crónica, macroglobulinemia de Waldenstrom, lim-fosarcoma).

■ Células plasmáticas: um aumento do seu número com o advento do polimorfismo, células binucleares, alteração da cor do citoplasma pode causar plasmocitomas (plasmoblastoma, bem como estados reactivos).

■ Eritrocariócitos: na eritremia, observa-se um aumento do seu número sem perturbação da maturação. Um aumento do conteúdo de eritrocariócitos e uma diminuição do rácio leucoeritroes pode causar anemia pós-hemorrágica e a maioria das anemias hemolíticas. A redução do conteúdo de eritrocariócitos com uma diminuição do número total de mielocariócitos e um pequeno aumento (relativo) de blastócitos, linfócitos e plasmócitos causa processos hipoplásicos.

As células cancerosas e os seus complexos são detectados em metástases de tumores malignos.

Para avaliar o mielograma, é importante não tanto determinar o número de elementos da medula óssea e a sua percentagem, mas sim a sua relação mútua. Para avaliar a composição do mielograma, seguem-se os índices de medula óssea especialmente calculados que caracterizam estas relações.

■ O índice de maturação dos eritrocariócitos caracteriza o estado do broto eritroide, é a relação entre a percentagem de normoblastos que contêm Hb (ou seja, policromatófilos e oxífilos) e a percentagem total de todos os normoblastos. A diminuição deste índice reflecte um atraso na hemoglobinização, que se observa na deficiência de ferro e, por vezes, na anemia hipoplásica.

■ O índice de maturação dos neutrófilos caracteriza o estado do broto de granulócitos. É igual ao rácio entre a percentagem de elementos jovens da série granular (promielócitos, mielócitos e metamielócitos) e o conteúdo percentual de granulócitos maduros (nucleados em bastonete e nucleados em segmento). Um aumento deste índice com uma medula óssea vermelha rica em células indica um atraso na maturação dos neutrófilos; no caso de células pobres em medula óssea, o aumento da produção de células maduras da medula óssea e a depleção de granulócitos

Th Reserve [Soboleva TN. E outros, 1994]. Um aumento no índice de maturação de neutrófilos é observado na mieloleucemia, reações leucemóides do tipo mieloide, algumas formas de agranulocitose; Sua diminuição - com um atraso na maturação no estágio de granulócitos maduros ou um atraso em seu enxágue (com hiperesplenismo, alguns processos infecciosos e purulentos).

O rácio leucoeritroblástico é a relação entre a soma da percentagem de todos os elementos do germe granulocitário e a soma da percentagem de todos os elementos da medula óssea eritroide. Normalmente, este rácio é de 2: 1-4: 1, ou seja, na medula óssea normal, o número de glóbulos brancos é 2-4 vezes superior ao número de glóbulos vermelhos. Um aumento do índice com alta celularidade da medula óssea vermelha (mais de 150x109 / L) indica hiperplasia do broto leucocitário (leucemia crônica); Em uma baixa celularidade (menos de 80x109 / l) - sobre a redução do broto vermelho (anemia aplástica) ou uma grande mistura de sangue periférico. A redução do índice com alta celularidade da medula óssea vermelha indica uma hiperplasia do germe vermelho (anemia hemolítica), com baixa celularidade - sobre a redução predominante do germe granulócito (agranulocitose). O rácio leucoeritroblástico diminui com anemias hemolíticas, deficientes em ferro, pós-hemorrágicas e deficientes em vitamina B12, aumenta com leucemias e, por vezes, com a inibição do germe eritroide em doentes com anemia hipoplásica.

A anatomia da medula óssea vermelha foi estudada em 22 cadáveres: 12 cadáveres da cidade de Bishkek e 10 cadáveres de Karabalta, que morreram na idade senil por causas não relacionadas com estados de deficiência imunitária. As causas de morte e as principais doenças foram determinadas através da conclusão do exame médico forense dos cadáveres e de estudos anatómicos histológicos de micropreparações. O material foi recolhido nas 24 horas seguintes à morte. As causas de morte foram as seguintes: lesão craniocerebral - 4; asfixia - 2; acidente vascular cerebral - 4; super-resfriamento - 3; acidente de viação - 2; enfarte - 2; doença cardíaca isquémica - 3; pneumonia - 1; peritonite - 1.

A punção esternal foi efectuada por uma agulha I.A.Kassirsky (fig.4) com um escudo protetor, de acordo com o método (1927) de M.I. Arinkin. As preparações fixas e coradas da medula óssea foram examinadas com uma ampliação reduzida (v.10, cerca de 08, 40, cerca de 20) para avaliar a celularidade da medula óssea. As preparações contaram o número de mielocariócitos, reticulócitos e mielogramas contados em esfregaços.

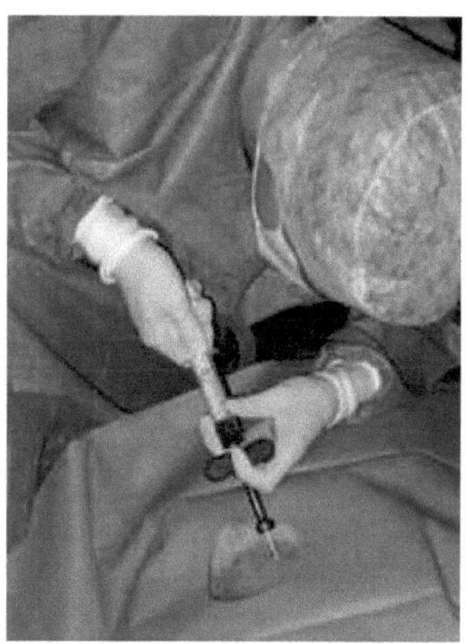

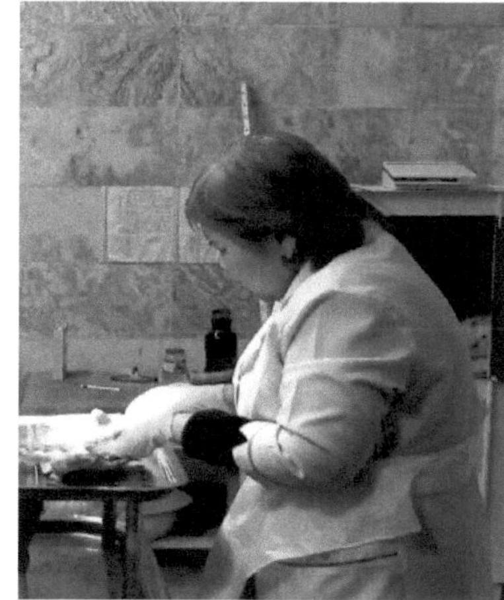

Fig.4. Durante o material de vedação.

A análise morfológica das células da medula óssea (contagem de mielogramas) foi efectuada em 500 células da medula óssea, a partir das quais foi calculada a percentagem de cada tipo de célula.

Resultados do estudo. Como resultado do estudo da medula óssea vermelha, é de salientar. A base estrutural do tecido reticular apresenta baixa atividade proliferativa da medula óssea, estroma permeado por uma pluralidade de vasos sanguíneos da microvasculatura, entre os quais0,

h as células hematopoiéticas: estaminais, polustvolovye diferentes fases de maturação de eritroblastos e mielócitos, megacarioblastos, megacariócitos, linfoblastos (fig.5,6).

As células hematopoiéticas estão localizadas ilhotas eritroblastos durante a maturação cercam macrófagos fagocitados eritrócitos contendo ferro, e é obtido pela molécula das partes metálicas para construir geminovoy gemoglabin (fig.7,8). Os macrófagos servem como uma espécie de "ganha-pão" para os eritroblastos, que à sua custa são gradualmente enriquecidos com ferro. Os macrófagos fagocitam fragmentos de células e células defeituosas. Simultaneamente, aumentou a mobilidade das células eritróides e o seu caminho para a corrente sanguínea, rica gemokapillyarami tipo sinusoidal ou seios.

As células granulocitopoiéticas também estão localizadas na forma de ilhotas, mas não estão associadas a macrófagos (Fig. 10, 11).

Os megacarioblastos e os megacariócitos estão em contacto estreito com os seios, de modo que a parte periférica dos seus citoplasmas penetra no lúmen através dos poros.

No ambiente das células dos ilhéus da série mieloide encontram-se pequenas acumulações de linfócitos e monócitos da medula óssea, que são normalmente anéis densos que rodeiam os vasos sanguíneos (fig.9,12).

Com a idade, a celularidade da medula óssea diminui e a fração do volume ocupada pelas células adiposas aumenta. No idoso, a medula óssea (amarela e vermelha) adquire consistência mucosa e passa a ser chamada de medula óssea mucosa ou gelatinosa (fig.10,11).

Resultado das indicações do miolograma (Tabela 1), foi estabelecido que a contagem atual de elementos celulares entre os residentes de Bishkek é de 500 células: blastos - 0,3 ± 0,1, e stab ones - 11,9 ± 2,3 (Fig. 10) Promiolócitos -2,0 ± 0,4, eritroblastos - 0,3 ± 0,08 (Fig. 14). Pronormoblastos -0,6 ± 0,2 (Fig. 15) Normócitos basófilos - 3,9 ± 0,5

O broto de granulócitos em média é -267. O broto eritroide - 104. Índice de maturação do sangue vermelho - 0,8 ± 0,04 (Fig. 16). Em percentagem, os dados obtidos mostram que as células jovens constituem -14,2%, as células segmentadas-nucleadas -19,0%, os linfócitos -17,4%, os eritroblastos-0,2%. O germe de granulócitos é igual a 61,2%, o broto eritroide é 21,4%. O índice de neutrófilos na medula óssea é de - 0,8%. O rácio leucoeritroblástico é de -2,8%. O índice de maturação do sangue vermelho não excede -0,7%. Uma célula punctiforme complexa, todos os germes da hemopoiese são preservados. No germe dos granulócitos há um ligeiro rejuvenescimento. Megacariócitos em quantidade suficiente, a função é de alto grau.

Como resultado do estudo acima do índice sanguíneo indicado, os residentes de Karabalta estabeleceram (Tabela 1) que a contagem real de 500 células era: blastos - 0,8 ± 0,2, stab 15,2 ± 0,9 (Fig. 1) Promiolócitos -4,1 ± 1,0, eritroblastos 0,7 ± 0,3 (Fig. 2), Pronormoblastos -1,5 ± 0,3 (Fig. 3), normócitos basófilos 0,6 ± 0,9. O número médio de granulócitos é de 267. O broto eritroide é de 104. O índice de maturação do sangue vermelho é de 0,6 ± 0,05 (Fig. 4). Em termos percentuais, os indicadores da relação. Os indicadores tendem a diminuir, pelo que as células jovens constituem - 11,1%, as células segmentadas-nucleadas -16,9%, os linfócitos -16,4%, os eritroblastos-0,6%. O germe de granulócitos é de 52,8%. Os parâmetros do broto eritroide foram reduzidos para -27,3%. O índice de massa óssea dos neutrófilos é de 0,4%, o rácio leucoeritroblástico é de 2,9%. O índice de maturação do sangue vermelho é de 0,7%. Pontilhado esternal celular. No germe dos granulócitos há um ligeiro rejuvenescimento. Os megacariócitos estão em quantidade suficiente, não há função, há poucas plaquetas maduras.

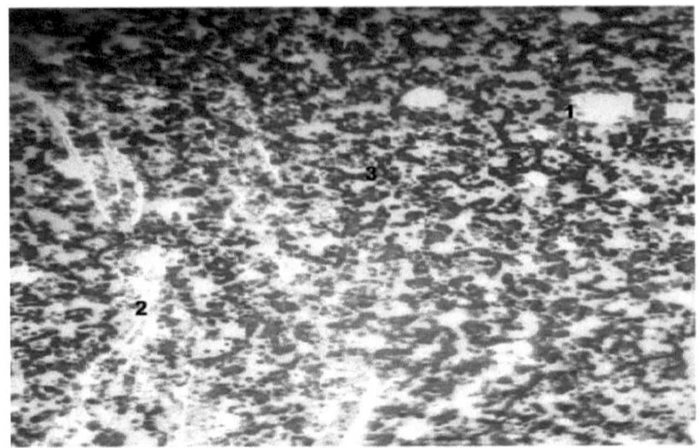

Figura.5. Medula óssea vermelha na velhice. 1-Vasos.

2- osso trabecular. 3- granulócitos. Coloração de hematoxilina-eosina. Objeto 10, ocular 10, ocular 10.

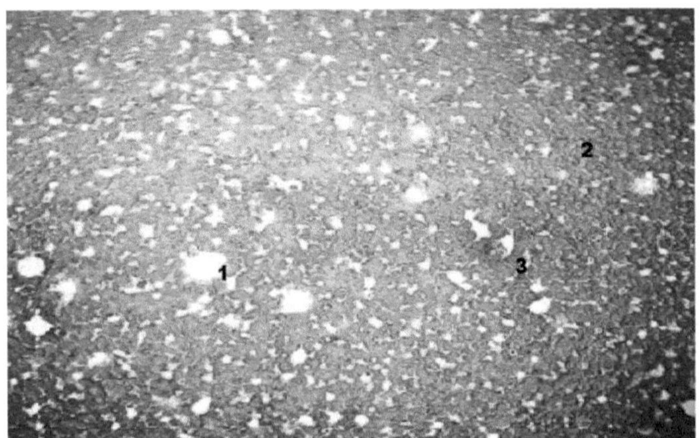

Figura.6. Medula óssea vermelha na velhice. 1-Vasos. 2-granulócitos. 3-células gordurosas. Coloração de hematoxilina-eosina. Objeto 10, ocular 10, ocular 10.

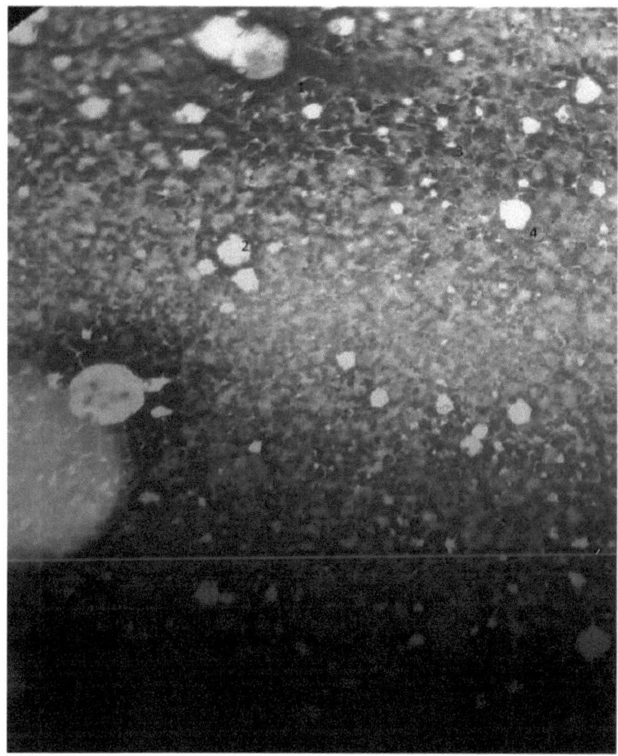

Figura.7. Medula óssea vermelha na velhice. 1- Vasos venosos. 2- Vasos. 3-granulócitos. 4-células gordurosas. Coloração de hematoxilina-eosina. Objeto 10, ocular 10.

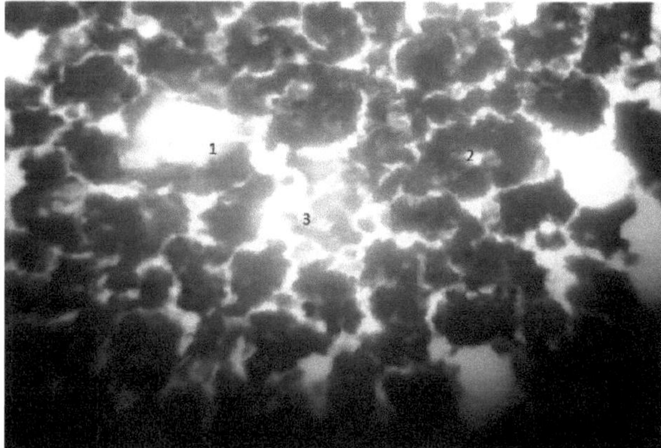

Figura.8. Medula óssea vermelha na velhice. 1- células fetais. 2- megacariócitos. 3- Células da série hemopoiética. 4-células gordurosas. Coloração de hematoxilina-eosina. Objeto 10, ocular 40.

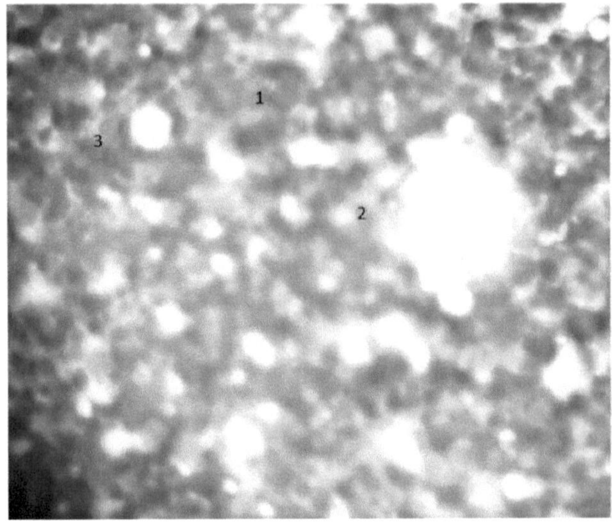

Figura.9. Medula óssea vermelha na velhice. 1- - Células da série hemopoiética. 2 - Células pétreas. 3-Eritrócitos. Coloração de hematoxilina-eosina. Objeto 10, ocular 40.

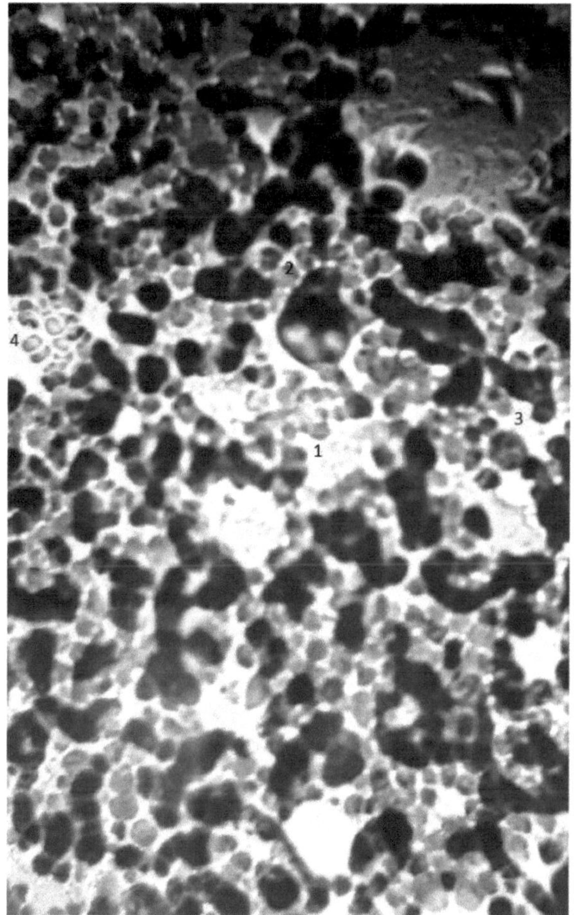

Fig. 10 Indicadores da medula óssea vermelha nos residentes de Karabalty em idade avançada. 1- Medula óssea da mucosa. 2 - Células da série hemopoiética. 3- Eritrócitos.4- Células adiposas. Coloração de hematoxilina-eosina. Objeto 10, ocular 40.

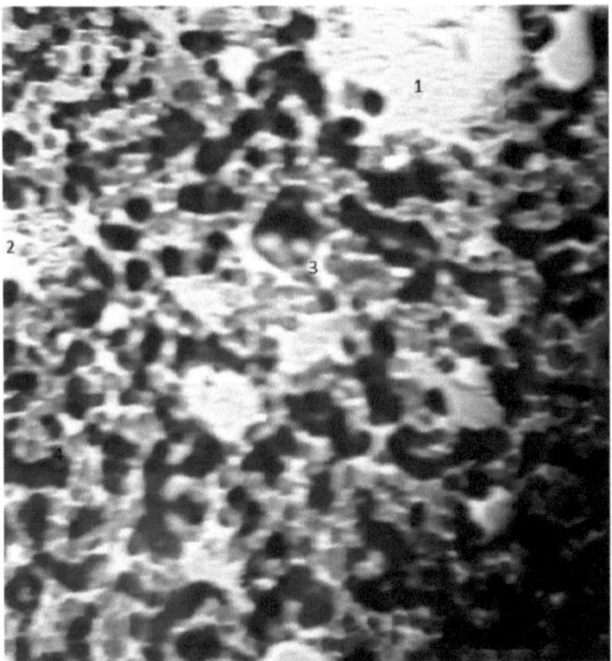

Fig. 11 Indicadores de medula óssea vermelha nos residentes de Karabalty em idade avançada. 1- Medula óssea mucosa. 2 - Os capilares sinusoidais estão normalmente cheios de eritrócitos Células da série hemopoiética... 3- Megacariócito. Coloração de hematoxilina-eosina. Objeto 10, ocular 40.

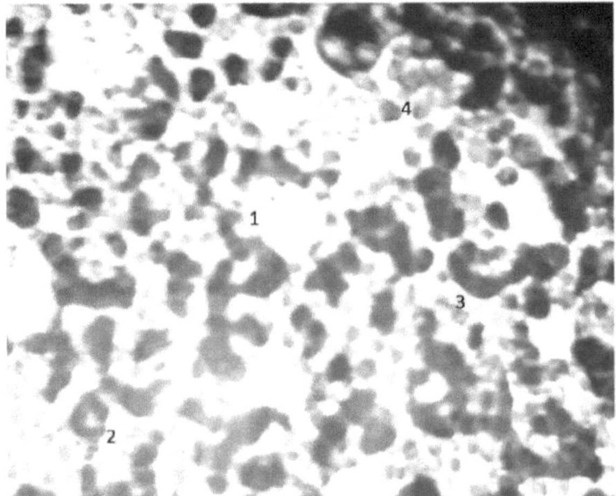

Fig. 12 Indicadores de medula óssea vermelha nos residentes de Karabalty em idade avançada. 1- Medula óssea da mucosa . 2 - Os capilares sinusoidais estão normalmente cheios de eritrócitos. 3- Megacariócitos. 4- Células da série hemopoiética. Coloração de hematoxilina-eosina. Objeto 10, ocular 40.

Conclusão.

Os resultados do estudo em Bishkek mostram que o punctado esternal é celular. Todos os germes da hematopoiese estão preservados. Os megacariócitos são únicos ou estão ausentes, mas a sua função é suficiente. Os estudos da medula óssea de cadáveres de Karabalta revelaram uma tendência para o aumento de blastos, células promitolíticas, eritroblastos, células estafilocócicas e uma diminuição de basófilos, normócitos Pronormoblastos e do índice de maturação do sangue vermelho. Os megacariócitos são únicos ou estão ausentes, não têm função, as plaquetas amadurecem em pequenas quantidades. Na velhice, a medula óssea (amarela e vermelha) adquire uma consistência mucosa e é então denominada medula óssea mucosa ou gelatinosa.

Assim, a acomodação em Karabalta, localizada perto dos rejeitos de urânio, é acompanhada por uma violação da função hematopoiética da medula óssea, da estrutura do tecido ósseo e do estado do estroma, da proporção de tecido hematopoiético e adiposo e também da composição celular caracterizada por vários graus de processos patológicos, conforme indicado pelos índices de mielograma em g Em comparação com os indicadores de Bishkek. Os 6 principais indicadores da tabela são os principais indicadores da medula óssea vermelha em pessoas em idade senil. Na velhice, a medula óssea dos habitantes de Karabalta adquire mais uma consistência mucosa da medula óssea.

Tabela número 2. Indicadores de medula óssea vermelha em pessoas em idade senil.

Idade avançada	norma (%):		Bishkek	Karabalta	P
Tipo de célula	inferior	superior	n=10 M±m	n=7 M±m	
Explosivos	0,2	3	0,3± 0,1	0,8 ±0,2	<0,05
Promielócitos	1	4,1	2,0± 0,4	4,1± 1,0	<0,05
Mielócitos (neutrofia)	7	12,2	9,0 ±1,5	8,1 ±1,1	>0,05
Jovens (metamielócitos)	8	15	10,9± 1,1	12,0 ±1,3	>0,05
Esfaqueado	12,8	23,7	11,9 ±2,3	15,2± 0,9	>0,05

Segmentado	13,1	24,1	17,0± 0,9	16,6± 1,1	>0,05
Basófilos	0	0,5	0,8± 0,2	0,6± 0,2	>0,05
Eosinófilos (de todas as gerações)	0,6	2,4	1,3± 0,2	1,3± 0,1	>0,05
Germe de granulócitos			56,1± 2,5	58,0 ±2,5	>0,05
Linfócitos	4,3	13,7	16,8± 2,3	11,0 ±1,3	>0,05
Monócitos	0,7	3,1	1,2± 0,2	1,2± 0,2	>0,05
Eritroblastos	0,2	1,1	0,3± 0,08	0,7± 0,2	<0,05
Pronormoblastos	0,1	1,2	0,6± 0,2	1,5 ±0,3	<0,05
Base de normócitos.	1,4	4,6	3,9± 0,5	6,0 ±0,9	<0,05
Os normócitos são policromados.	8,9	16,9	12,3± 1.0	12,7± 1,7	>0,05
Normócitos oxífilos.	0,8	5,6	5,7± 0,6	5,2 ±0,4	>0,05
Germe eritroide			25,1± 2,3	28,6 ±2,0	>0,05
Mielocariócitos (mil em 1 μl)	41,6	195	84,5± 6,5	130,0± 46,0	>0,05
Megacariócitos (cl. Em 1 ml)	50	150	0	35,3 ±23,1	
Células plasmáticas	0,1	1,8	0,5± 0,2	0,4 ±0,1	>0,05
Formas de mitose	0	0,2	0	0	
Montante			96,9 ±2,0	135,3 ±23,1	>0,05
Índice de neutrófilos na medula óssea	0.5	0.9	0,87 ±0,1	0,8 ±0,1	>0,05
Rácio leucoeritroblástico	2,1	4,5	3,2± 0,4	2,6 ±0,3	>0,05
Índice de maturação do sangue vermelho	0,7	0,9	0,8± 0,04	0,6± 0,05	<0,05

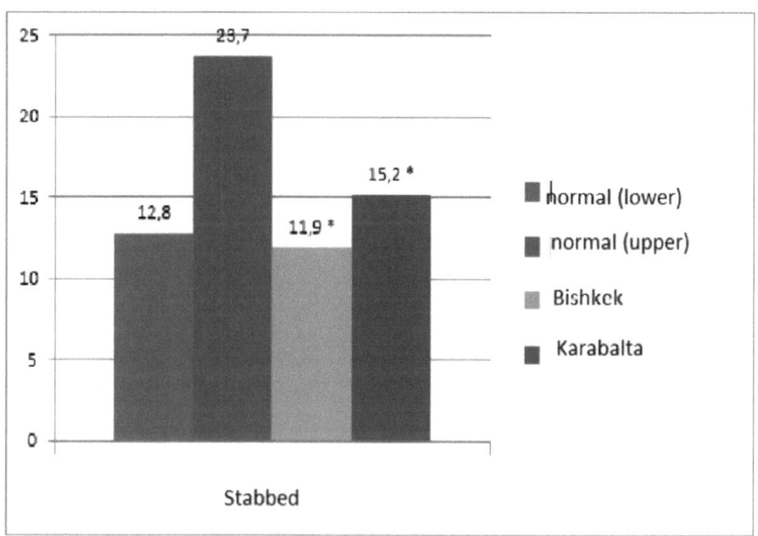

Fig.13 Indicadores de células de facada em Bishkek e Karabalta. Explicação no texto.

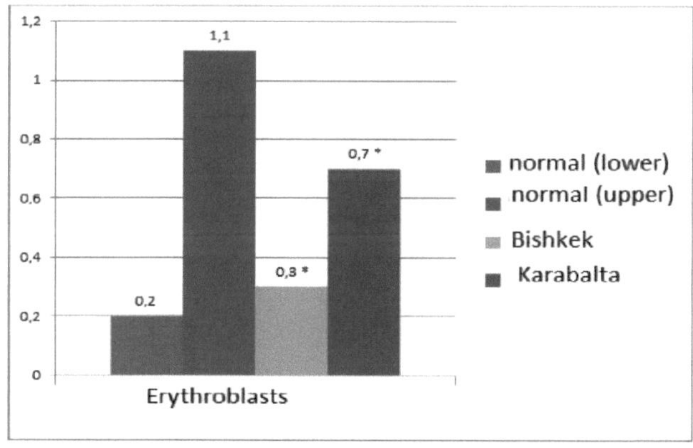

Fig.14. Indicadores de células eritroblásticas, entre os residentes de Bishkek e da cidade de Karabalty. Explicação no texto.

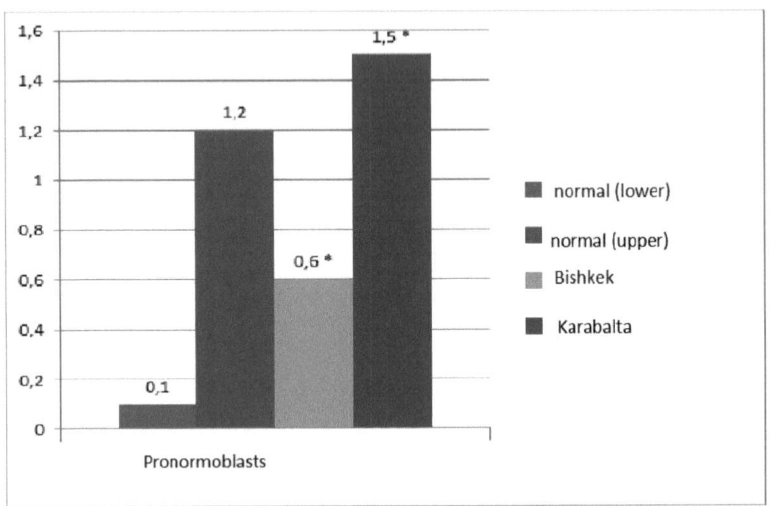

Fig. 15. Índices de células pronormoblásticas em Bishkek e Karabalta. Explicação no texto.

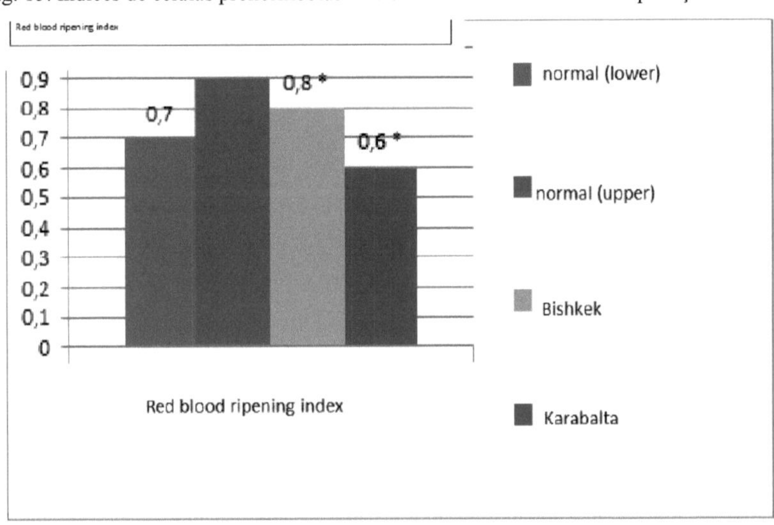

Fig.16. Indicadores do índice de maturação do sangue vermelho, entre os residentes de Bishkek e da cidade de Karabalty. Explicação no texto.

Literatura

1. Abdyldaev AA Influência da radiação ionizante crónica e do sobreaquecimento corporal no estado funcional-estrutural do coração: resumo do autor. Dis. Cand. mel. Ciências. Bishkek, 2002. - 26 p.

2. Agafonkin, S.A. Investigação de aminas biogénicas e estruturas biominsoderzhaschih da medula óssea humana em violação da hemopoiese: Resumo do autor. Dis. Cand. Med.nauk. - Moscovo, 1999. - 23c.

3. Agarkov, N.M. Análise epidemiológica das malformações congénitas dos recém-nascidos: Materiais de prática científica. Conf. "Problemas regionais de proteção da saúde pública". - Belgorod, 2000. - P. 54-56.

4. Anokhina E.B. The effect of a reduced oxygen content on cultured mesenchymal stromal precursors of bone marrow of rats: Abstract. Dis. Cand. Biol. Sciences. - M. 2007. - 25 com.

5. Borodinkina A.V. Mecanismos moleculares das respostas das células estaminais endodérmicas humanas ao stress oxidativo: Resumo do autor. Dis. Cand. Biol. Sciences. - M. 2015. - 25 p.

6. Butenko, ZA, Gluzman, DF, Zaks K.P. Livro. Citoquímica e microscopia eletrónica de células sanguíneas e órgãos hematopoiéticos. - Kiev, 1974 - 247c.

7. Bykovchenko Yu.G., Bykova E.I. Tukhvatshin P.P. Technogenic contamination with uranium of the biosphere of Kyrgyzstan. Bishkek, 2005. - 170 pp.

8. Valyushkina, M.P. "Influence of age and decreased oxygen content on the functional properties of cultured multipotent mesenchymal stromal cells of rat bone marrow" (Influência da idade e da diminuição do teor de oxigénio nas propriedades funcionais das células estromais mesenquimais multipotentes da medula óssea do rato em cultura): Resumo do autor. Dis. Cand. Moscovo, 2013.- 21 p.

9. Vorobiev, AI, Abramov MG, Livro de MD Brilhante. "Guia de Hematologia". - M., 2002. - 280s.

10. Vorob'ev E.N., Stepanov R.P. Ionizing radiation and blood vessels (Radiação ionizante e vasos sanguíneos). Moscovo: Energoatomizdat, 1985. - 296 p.

11. Glushkova, TG Índices morfofuncionais dos elementos eritróides da medula óssea vermelha e do sangue periférico durante a dessimpatização:: Resumo da dissertação. Cand. Med.nauk.- Izhevsk, 2004. -24 p.

12. Daniyarov SB, Imankulova GI, Katkalov G.V. Influência da hipoxia de alta altitude na eritro- e megacariocitopoiese pelos danos da radiação ionizante: 4ª Conferência Científica da União. Conf. "Chemistry, pharmacology and mechanisms of action of antiradiation agents", M., 1990.- P. 86-87.

13. Zufarov, KA, Tukhtaev, KR O livro. Órgãos do sistema imunitário (aspectos estruturais e funcionais): - Tashkent, FAN, 1987. - 154 p.

14. Zenkov, NK, Menshikov EB, Shkurupy VA Envelhecimento e inflamação. "/ / Avanços na biologia moderna. 2010. - T. 130. - № 1. - P. 2037.

15. Kamchybekov E.B. Caraterísticas clínico-laboratoriais da hematopoiese e do estado imunitário em crianças que vivem nas escombreiras e no exterior. Resumo do autor. Dis. Cand. mel. Ciências. - Bishkek. 2006. - 26 com.

16. Karimov K.A. Main problems of environmental safety in Kyrgyzstan // Ecology of Kyrgyzstan, problems, forecasts, recommendations. - Bishkek.-2000.-P.5-9.

17. Kitaev MI, Soburov K.A. Normas médico-biológicas dos parâmetros básicos de imunidade em residentes permanentes de regiões montanhosas da República do Quirguizistão: Método. O rio. Bishkek. - 1995.- 30 segundos.

18. Kozlov, VA, Trufakin, VA, Karpov, P.C. "Células estaminais: realidade, problemas, perspectivas". // Boletim da Academia Russa de Ciências Médicas. 2004. - No. 9. - P. 32 - 40.

19. Lavresin A.V. Engenharia de tecidos da raiz da aorta humana pelo método de descelularização: Resumo. Dis. Cand. Med.nauk. - São Petersburgo. - 26 segundos.

20. Nakvasina MA, Popova LI, Golub NV Avaliação do nível de foto-resistência e de resistência ao peróxido das células eritrocitárias e linfocíticas humanas na presença de

aminas biogénicas // Radiation Biology. Radioecologia. 2005. - №2. - P. 174-179.

21. Rustam Tukhvatshin. A pilha de rejeitos de urânio é perigosa! Bishkek.-2012. -12s.

22. Saburov K.A. Influência dos factores de adaptação e tecnogénicos no terreno montanhoso sobre a reatividade imunitária do organismo e as formas da sua correção: Resumo do documento. Bishkek .-. 2003. 42 seg.

23. Tararak T.Ya. Morfologia funcional do sistema endócrino quando o organismo se adapta a condições de altitude elevada: Resumo do autor. Diss. . D-ramed. Ciências. D., 1991. - 37 p.

24. Bianco, P., Riminucci, M., Gronthos, S., Robey, P.G. Bone marrow stromal stem cells: nature, biology, and potential applications.// Stem Cells. 2001.V.19 -.№3 P.180-192.

25. Dosimetria biológica: Chromosomal aberration analysis for dose assessment// Technical Reports Vienna: IAEA, 1986.- P. 1-69.

26. Conget,P. A., Minguell, J.J. Phenotypical and functional properties of human bone marrow mesenchymal progenitor cells //J. Cell Physiol. 1999. - V. 181. - №1. P. 67 - 73

27. Goodhead D.T., Traker J., Cox R. Effects ofradiation of different qualities on cells: Molecular mechanisms of damage and repair // J. Radiat. Biol. -1993.-Vol.63.-P. 543-556.

28. Ivanov V.K. , Tsyb A.F., Nilova E.V. Riscos de cancro no oblast de Kaluga da Federação Russa 10 anos após o acidente de Chernobyl //Radiat. Environ. Biophts. 1997. - Vol. 36. - P.l61-167.

29. Ivanov V. K., Gorski A.I., Tsyba A.F. Dinâmica da incidência do cancro na Rússia após o acidente de Chernobyl //J. Radiol. Prot. 1999. - Vol.19. -N4.-P.305-318.

30. Koch J., Tadmor J. RADFOOD: um modelo dinâmico para a transferência de radioatividade através da cadeia alimentar humana //Health Physics. 1986. - Vol. 50. - P.721-737.

31. Lever W. F., Schaumburg-Lcver G. Histology of the skin (Histologia da pele). Philadelphia: Lippin-cott, 1975. - 211 p.

32. Lever W. P., Schautnburg-Lever G. Histopathology of the skin. Londres, 1983. - P.34-37.

33. Nadareishvili K. Radiation biology of cardio-vascular system. Tbilisi, 1995.-500 p.

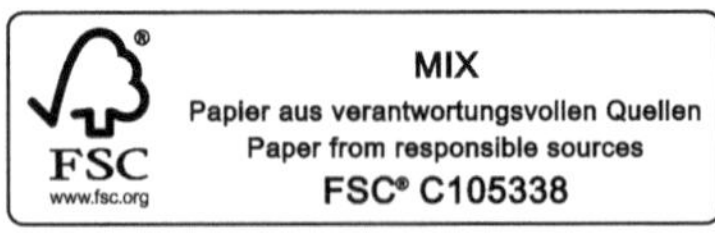

Printed by Books on Demand GmbH, Norderstedt / Germany